Schock – Moderne klinische Therapiekonzepte

UNI-MED

UNI-MED Verlag AG
Bremen - London - Boston

Groesdonk, Heinrich Volker:
Schock – Moderne klinische Therapiekonzepte/Heinrich Volker Groesdonk und Matthias Heringlake.-
1. Auflage - Bremen: UNI-MED, 2020

Printed in Europe

UNI-MED. Die beste Medizin.

In der Reihe UNI-MED SCIENCE werden aktuelle Forschungsergebnisse zur Diagnostik und Therapie wichtiger Erkrankungen "state of the art" dargestellt. Die Publikationen zeichnen sich durch höchste wissenschaftliche Kompetenz und anspruchsvolle Präsentation aus. Die Autoren sind Meinungsbildner auf ihren Fachgebieten.

Vorwort und Danksagung

Der Patient im Schock stellt nach wie vor eine große Herausforderung in der täglichen akutmedizinischen Versorgung dar. Aus diesem Grund sind ein grundlegendes Verständnis der Physiologie, Pathophysiologie und Pharmakologie notwendig, um diese kritisch erkrankten Patienten zielführend zu behandeln und so eine qualitativ hochwertige Versorgung zu gewährleisten.

Ziel dieses Buchs ist es, eben dieses Verständnis eingänglich zu vermitteln und dabei die wissenschaftliche Evidenz zu berichten und moderne, in der täglichen Arbeit anwendbare, Therapiekonzepte zu vermitteln.

Erfurt und Lübeck, im Februar 2020

Heinrich Volker Groesdonk
Matthias Heringlake

Autoren

Prof. Dr. Heinrich Volker Groesdonk
Helios Klinikum Erfurt
Chefarzt der Klinik für Interdisziplinäre Intensivmedizin und Intermediate Care
Nordhäuser Straße 74
99089 Erfurt

Prof. Dr. Matthias Heringlake
Universitätsklinikum Schleswig-Holstein – Campus Lübeck
Klinik für Anästhesiologie und Intensivmedizin
Ratzeburger Allee 160
23538 Lübeck

Inhaltsverzeichnis

Physiologische Grundlagen der Kreislaufregulation

1. Physiologische Grundlagen der Kreislaufregulation

1.1. Einleitung

"*Mehrere Beteiligte erlitten einen Schock*". Mit solchen oder ähnlichen Meldungen aus den Medien sind wohl die meisten Menschen zum ersten Mal mit dem Terminus "Schock" konfrontiert worden. Meist liest oder hört man dies im Zusammenhang mit Naturkatastrophen, schweren Unfällen oder anderen belastenden Ereignissen, oft größeren Ausmaßes. Und so definieren Wörterbücher diese Art des Zustandes, den seelischen oder psychischen Schock, als eine "*... durch ein außergewöhnlich belastendes Ereignis bei jemandem ausgelöste seelische Erschütterung, aufgrund deren die Person nicht mehr fähig ist, ihre Reaktionen zu kontrollieren*".

Natürlich kann auch ein solcher Zustand für den Körper lebensbedrohlich sein oder werden; speziell dann, wenn die Betroffenen dadurch nicht mehr zu rationalen Handlungen im Sinne einer aktiven Gefahrenabwehr oder -bewältigung fähig sind. Doch darum geht es in dieser Monographie nicht. In den folgenden Kapiteln werden die Schockformen behandelt, mit denen Medizinstudenten spätestens in den ersten Vorlesungen der klinischen Semester konfrontiert werden – eine schwere Kreislaufdysfunktion mit

- verminderter kapillärer Blutzirkulation
- daraus resultierender Gewebehypoxie
- Stoffwechselentgleisungen und in letzter Konseqenz Kreislaufveragen.

Die meisten erinnern sich in diesem Zusammenhang auch noch an das Schlagwort der "Zentralisierung des Kreislaufs", an die Kombination von Tachykardie und Hypotonie als einfach messbare hämodynamische Variablen und an Merksätze wie "*Volumen hat noch nie geschadet*".

Doch sind diese Thesen immer noch uneingeschränkt richtig und gültig? Wie funktioniert die physiogische Kreislaufregulation, und welche Rolle spielen sogenannte natürliche Katecholamine hierbei? Welche Schockformen werden aktuell unterschieden, und welche pathophysiologischen Mechanismen liegen dabei zugrunde? Wie kann ein Schockgeschehen schnell und zielsicher diagnostiziert werden? Welche Therapieoptionen gibt es, und welche Rolle spielen synthetische Katecholamine oder Vasopressoren? Welche Dosierungen sind hierbei sinnvoll anzuwenden? Welche Prognose haben Patienten in unterschiedlichen Schockzuständen, und wie ist diese abzuschätzen? Diese Fragen stellen sich spätestens, wenn man im Praktischen Jahr oder mit Beginn der klinischen Tätigkeit als Assistenzarzt mit dem ersten Patienten im Schock konfrontiert wird.

Um den sich in diese Materie einarbeitenden Kolleginnen und Kollegen in dieser Situation eine Hilfestellung an die Hand zu geben, haben wir die aktuellsten physiologischen und pathophysiologischen Erkenntnisse sowie Studienergebnisse und Leitlinienempfehlungen zu dieser Thematik aufgearbeitet, ausgewertet und in dem hier vorliegenden Band zusammengetragen.

Doch dazu ist es notwendig, dass wir zuallererst einige wichtige Grundlagen der Herz-Kreislauf-Regulation des Menschen auffrischen und uns die entsprechenden physiologischen und biochemischen "Basics" in Erinnerung rufen. "*Blut ist ein ganz besonderer Saft*", sagte schon Mephisto in Goethes Faust. Und so soll die "Regulation der Organdurchblutung" auch gleich am Anfang unseres Repetitoriums stehen.

Auf Quellenangaben wird in den ersten drei theoretischen Grundlagenkapiteln dieses Buches weitgehend verzichtet. Es handelt sich in der Folge um die Präsentation von anerkannten Daten und Fakten, die in zahlreichen Werken und Abhandlungen der Physiologie und Biochemie seit mehreren Jahrzehnten aufgeführt werden und die in ihren Grundaussagen praktisch nur in Nuancen abweichen.

1.2. Regulation der Organdurchblutung

1.2.1. Allgemeines

Das menschliche Blut stellt mit all seinen Komponenten

- ca. 45 % zelluläre Bestandteile (sog. **Hämatokrit**)
  - Erythrozyten ("rote Blutkörperchen")

- Leukozyten ("weiße Blutkörperchen")
  - Granulozyten
    - Neutrophile
    - Eosinophile
    - Basophile
  - Lymphozyten
  - Monozyten
- Thrombozyten ("Blutplättchen")

• ca. 55 % wässrige Lösung mit diversen Inhaltsstoffen (sog. **Plasma**)
- Proteine (z.B. Albumin)
- Elektrolyte bzw. Salzionen
- niedrig-molekulare Substanzen wie Monosaccharide (z.B. Blutglucose)
- Hormone
- gelöste Gase (Sauerstoff und Kohlenstoffdioxid)
- Lipide/Lipoproteine
- Vitamine
- Stoffwechsel- und Abfallprodukte (z.B. Harnstoff und Kreatinin)

und mit mechanischer Unterstützung durch das Herz-Kreislauf-Systems die physiologische Grundlage für den kontinuierlichen Energiestoffwechsel und damit das "Funktionieren" der gesamten Körpergewebe dar. Das Gefäßsystem eines erwachsenen Menschen enthält ca. 5 bis 6 Liter Blut. Bedingt durch Größen- und Gewichtsunterschiede verfügen Männer im Regelfall über ca. einen Liter mehr Blut.

Die Lebensdauer eines Erythrozyten beträgt höchstens etwa 120 Tage, die eines Thrombozyten gerade einmal 10 Tage. Dies macht eine ständige Neubildung von Blutzellen (**Hämatopoese**) sowie auch einen kontinuierlichen Abbau von Zerfallsprodukten notwendig, was in den Lehrbüchern der Physiologie sowie auf diversen Internetplattformen ausführlich beschrieben ist. Allein in jeder Sekunde werden dazu im roten Knochenmark des Menschen etwa zwei Millionen neue Blutkörperchen gebildet; täglich also ca. 175 Milliarden – eine im höchsten Maße beachtliche Leistung unseres Körpers!

Das Blut erfüllt dabei eine ganze Reihe von wichtigen Funktionen.

1.2.2. Biochemische Grundlagen

Sauerstofftransport und Zellatmung

Die Funktionen des gesamten menschlichen Organismus, so beispielsweise Herz-Kreislauf-Funktionen wie die Herzkontraktion und die aktive Atembewegung der Lunge, die Tätigkeit des Zentral- und des vegetativen Nervensystems und jede aktive Muskelbewegung des Körpers, sind auf einen intakten, effizienten und anpassungsfähigen Energiestoffwechsel angewiesen. Eine fundamental wichtige Funktion des Blutes ist dabei der Transport von Sauerstoff (O_2) von der Lunge zu den Zellen und von Kohlenstoffdioxid (CO_2) – dem Endprodukt des oxidativen Kohlenstoffwechsels – zurück zur Lunge.

Damit zum Beispiel ein Muskel, speziell auch das Herz, Kontraktionsarbeit verrichten kann, ist er auf die Bereitstellung von Energie angewiesen. Diese Energie stammt aus exothermen chemischen Reaktionen (Energie liefernd; in der Biochemie auch als *exergone* Reaktionen bezeichnet); also Reaktionen, die genau diese benötigte Energie freisetzen. Bei körperlicher Arbeit steigt dieser Energiebedarf des Organismus entsprechend an.

Der größte Teil der für die Muskelkontraktion benötigte Energie wird beim Menschen durch einen universell verfügbaren Energieträger in den Zellen gewonnen: das Nukleotid Adenosintriphosphat (ATP; ☞ Abb. 1.1).

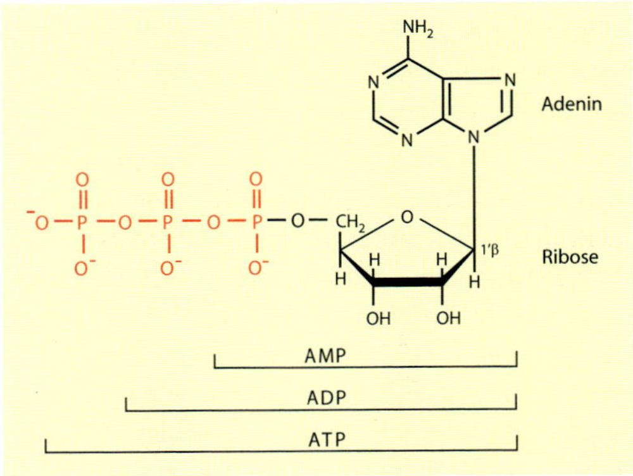

Abb. 1.1: Strukturformel der Nukleotide AMP (Adenosinmonophosphat, ein Phosphatrest), ADP (Adenosindiphosphat, zwei Phosphatreste) und ATP (Adenosintriphosphat, drei Phosphatreste). Modif. nach Hofmann E. Biochemie systematisch, 4. Auflage, UNI-MED Verlag AG, 2006.

An dieser Stelle sei auch noch das cyclische Adenosinmonophosphat (cAMP) erwähnt, das eine wichtige Rolle als sogenannter *second messenger* bei der zellulären Signaltransduktion spielt. Beim cAMP handelt es sich um ein von ATP abgeleitetes Molekül, das zur Aktivierung sogenannter Proteinkinasen vom Typ A (PKA) führt, wodurch zahlreiche Stoffwechselfunktionen reguliert werden. Speziell an der später noch mehrfach erwähnten Katecholaminwirkung ist cAMP ganz wesentlich beteiligt (☞ z.B. Kap. 3.1.2.).

ATP und oxidative Phosphorylierung

Die Schlüsselrolle, die das ATP im Stoffwechsel spielt, beruht darauf, dass seine zwei Pyrophosphatbindungen energiereich sind und als unmittelbare Energiequelle für die meisten energieverbrauchenden Lebensvorgänge dienen.

Werden die Pyrophosphatbindungen des ATP durch Enzyme hydrolytisch gespalten, entstehen Adenosindiphosphat (ADP) plus Monophosphat bzw. Adenosinmonophosphat (AMP) plus Pyrophosphat. Zwar benötigt die Spaltung dieser Bindungen zunächst selbst Energie, doch durch die anschließende Hydrolyse des abgespalteten Phosphats wird unter Standardbedingungen ein Energieüberschuss für die anstehenden Arbeitsleistungen in der Zelle frei. Doch nicht nur für mechanische Arbeit bei Muskelkontraktionen wird ATP als Energiequelle genutzt. Auch für zwei weitere grundlegende energieverbrauchende Prozesse ist ATP von entscheidender Bedeutung: die Synthese organischer Moleküle und den aktiven Stofftransport durch Biomembranen.

Da der ATP-Vorrat begrenzt ist, muss die Muskulatur ATP laufend wiederherstellen. Die Menge an ATP, die täglich im Körper eines durchschnittlichen Erwachsenen ab- und aufgebaut wird, entspricht ca. der halben Körpermasse. Dies erfolgt im Umkehrschluss zur *Aufspaltung* der Pyrophosphatbindungen als *Anlagerung* von Phosphat, was durch endotherme Reaktionen geschieht (Energie verbrauchend; in der Biochemie auch als *endergone* Reaktion bezeichnet). Gewonnen wird diese Energie durch die schrittweise Oxidation von Kohlenhydraten (Zitratzyklus), Fetten und Fettsäuren sowie von Eiweißen (Aminosäuren).

Der entscheidende Stoffwechselweg beim Menschen ist hierbei die sogenannte Atmungskette als Hauptweg der biologischen Oxidation, die dadurch erfolgende ATP-Synthese wird als **oxidative Phosphorylierung** bezeichnet. Beim Menschen finden die Prozesse der biologischen Oxidation innerhalb der Mitochondrien statt.

Creatin-Kinase

Die oxidative Phosphorylierung stellt schlussendlich einen relativ langsam ablaufenden Prozess dar, und der ATP-Vorrat einer Muskelzelle reicht bei maximaler Kontraktion nur wenige Sekunden. Der menschliche Körper besitzt jedoch mit der Creatin-Kinase (CK, auch Creatin-Phosphokinase [CPK] genannt) eine effektive Reserve zur ATP-Kurzzeitregeneration in Muskelzellen. Die CK überträgt eine N-Phosphoryl-Gruppe auf ADP und kann somit schneller wieder höhere ATP-Spiegel bereitstellen als dies mittels oxidativer Phosphorylierung möglich wäre. Neben der CK-MM im Skelettmuskel finden sich beim Menschen noch drei weitere Isoenzyme: die CK-MB (Myokardtyp), die CK-BB (Gehirntyp) und die CK-MiMi (Mitochondrientyp). Dieses System wirkt daher als ein effektiver kurzzeitiger Energiepuffer.

Lactat und Cori-Zyklus

Eine weitere Möglichkeit für den Körper, relativ schnell neues ATP zu erzeugen, ist der sogenannte Cori-Zyklus. Hierbei metabolisieren Muskelzellen bei hoher Beanspruchung Glucose mittels Milchsäuregärung zu Lactat. Lactat wird in der Leber anschließend zu Pyruvat und – unter neuerlichem ATP-Verbrauch – schlussendlich wieder zu Glucose aufgebaut, die dem Muskel als Energiequelle dann erneut zur Verfügung steht.

In der Medizin kann Lactat als Ischämiemarker verwendet werden, da es bei Sauerstoffmangel im Gewebe gebildet wird. Eine wichtige Rolle spielt es dabei in der Intensivmedizin zur Verlaufsbeurteilung von Schockzuständen (speziell beim septischen Schock, ☞ Kap. 4.3.2.) und bei der Erkennung von Gewebshypoxien. Die normale Plasmakonzentration von Lactat beträgt beim gesunden Menschen ca. 1,5 mmol/l. Hohe Lactatwerte können auf Stoffwechselveränderungen, die mit Hypoperfusion und schwerer Gewebshypoxie einhergehen, hindeuten. Dies ist z.B. der Fall, wenn infolge eines reduzierten Herzzeitvolumens und/oder einer Anämie/Hypoxie Zellen mit Sauerstoff unterversorgt und konsekutiv der oxidative Zellstoffwechsel gestört ist. Kommt es neben einem Laktatanstieg auch zu einer metabolischen Azidose, spricht man in diesem Kontext von einer Typ A-Lactat-Azidose. Hiervon abzugrenzen sind Lactat-Azidosen vom Typ B, welche nicht auf eine Gewebehypoxie zurückzuführen sind und im Kontext stark erhöhter Glucosespiegel, bei Leberfunktionsstörungen und als Folge einer Therapie mit z.B. Biguaniden (Metformin) oder Adrenalin beobachtet werden.

Relevant ist in diesem Zusammenhang auch der Begriff der **Lactat-Clearance**, der die prozentuale Veränderung der Lactat-Plasmakonzentration (L) in Relation zur Beobachtungszeit darstellt (Abfall = *positive* Lactat-Clearance, Anstieg = *negative* Lactat-Clearance). Konkret errechnet man sie nach folgender Formel:

$$\text{Lactat-Clearance} = (L_{initial} - L_{aktuell}/L_{initial}) \cdot (100/\Delta t)$$

L in mmol/l, Zeitdifferenz Δt in Stunden

Beim septischen Schock soll durch therapeutische Interventionen ein Anstieg der Lactat-Clearance auf möglichst zehn Prozent pro Stunde angestrebt werden, wobei nicht-rückläufige Lactat-Werte mit einer erhöhten Mortalität einhergehen.

▶ Proteinabbau und Glucose-Alanin-Zyklus

Schlussendlich steht dem Körper auch noch der sogenannte Glucose-Alanin-Zyklus zur Verfügung – die Energiegewinnung durch den Abbau körpereigener Proteine. Diese werden in ihre primären Bestandteile, die Aminosäuren, zerlegt, welche anschließend meist zu Pyruvat abgebaut werden. Hier zeigen sich Parallelen zum oben genannten Cori-Zyklus: Das Pyruvat wird zu Alanin transaminiert und in die Leber abtransportiert. Dort synthetisiert die Leber daraus wieder Glucose, die anschließend dem Muskel bereitgestellt wird.

▶ Herzmuskel

Wie beim Skelettmuskel würde der physiologische ATP-Gehalt im Myokardgewebe ohne Stoff- und Energiewechselprozesse nur für wenige Kontraktionen ausreichen. Das Herz nutzt dabei primär zu etwa 70 % freie Fettsäuren als Brennstoff, die in der sogenannten Beta-Oxidation in den Mitochondrien des Herzmuskels verstoffwechselt werden. Auch Glucose, Lactat, Ketonkörper und Glykogen können zur Energiegewinnung herangezogen werden; in dieser Hinsicht ist das Herz eine Art "Allesfresser". Es verbraucht dabei pro Gramm Gewicht so viel Sauerstoff wie kein anderes Organ – ein Anteil, der etwa 5 bis 10 Prozent des gesamten Sauerstoffverbrauchs des Körpers ausmacht. Im Herzmuskel selbst gibt es so gut wie keine Sauerstoffreserven, und die ständig aktiven Myokardzellen sind einem O_2-Mangel gegenüber besonders anfällig.

Weitere wichtige Grundlagen der Regulation der Organdurchblutung des Herzens werden im Kapitel 1.2.3. "Physiologische Grundlagen" erläutert.

■ Sonstige Transportfunktion

Neben dem Sauerstoff und dem Kohlenstoffdioxid transportiert das Blut noch weitere wichtige Komponenten wie z.B. Mineralstoffe und Vitamine, Proteine (z.B. Albumin), Hormone (z.B. Insulin, Schilddrüsenhormone) und Stoffwechselendprodukte (z.B. Harnstoff), die entweder für eine Ausscheidung aus dem Körper oder für einen Abbau in der Leber vorgesehen sind.

■ Immunologische Abwehrfunktion

Als Teil des Immunsystems und quasi als "Trägerflüssigkeit" erfüllt das Blut wichtige Aufgaben bei der Abwehr gegen Krankheitserreger (unspezifische zelluläre Abwehr) und gegen Antigene (spezifische humorale Abwehr.

■ Wärmeregulierung

Durch die Zirkulation des Blutes ist die beim Menschen physiologische konstante Körpertemperatur von ca. 36 bis 37 °C gewährleistet (sog. Körperkerntemperatur).

■ Blutstillung und Blutgerinnung (Hämostase)

Auch dieser Aspekt muss im Zusammenhang mit dem Blut aufgeführt werden, obwohl es nahe liegt, dass ohne Blut auch keine Blutgerinnung notwendig wäre. Doch gerade dieses hochkomplexe System kann im Rahmen eines Schockgeschehens mannigfaltig mit einbezogen werden, so z.B. in Form einer disseminierten intravasalen Koagulopathie (DIC), was zwangsläufig auch ein entsprechendes Management erforderlich macht. Diese Vorgänge werden in Kapitel 4.1. im Detail besprochen.

1.2.3. Physiologische Grundlagen

Wie bereits erwähnt, enthält das Gefäßsystem eines erwachsenen Menschen ca. 5 bis 6 Liter Blut. Diese Blutmenge wird vornehmlich durch die mechanische Tätigkeit des Herzens in einem Kreislaufsystem durch die Blutgefäße des Körpers gepumpt, dem **Blutkreislauf.**

Die anatomischen Grundlagen des Blutkreislaufs – Bau des Herzens, Arterien, Kapillaren, Venen – sollen an dieser Stelle nicht im Detail beschrieben werden. Sie werden als bekannt vorausgesetzt; stattdessen sollen in der Folge einige physiologische Kenngrößen wiederholt und ihre Zusammenhänge erläutert werden.

Das menschliche Herz, stimuliert durch sein eigenes Erregungsbildungs- und Erregungsleitungssystem, pumpt in Ruhe etwa das gesamte Blutvolumen des Körpers einmal pro Minute durch den Kreislauf. Es durchläuft dabei in rhythmischer Abfolge die beiden Zustände **Systole** (Kontraktion) und **Diastole** (Entspannung).

Systole

Die Systole unterteilt sich in zwei Phasen. In der sogenannten **Anspannungsphase** kontrahieren sich die beiden mit Blut gefüllten Ventrikel, wobei der Druckanstieg zu einem Verschluss der Segelklappen (Valvae atrioventriculares) führt, was einen Rückfluss des Blutes in die jeweiligen Vorhöfe verhindern soll. Die Segelklappe der rechten Herzseite (oder des rechten Herzens, wie der Kliniker sagt) besteht dabei aus drei Segeln (Trikuspidalklappe) und die der linken Herzseite (des linken Herzens) aus zwei Segeln (Mitralklappe). Nun steigt der Druck weiter kurzfristig an, bis sich unmittelbar darauf die sogenannten Taschenklappen (Aortenklappe, Pulmonalklappe) öffnen und das Herz aus dem linken Ventrikel Blut in die Aorta (Körperkreislauf) bzw. aus dem rechten Ventrikel in die A. pulmonalis (Lungenkreislauf) pumpt. Diese Phase bezeichnet man als **Austreibungsphase.**

Diastole

Auch die nun folgende Diastole kann in zwei Phasen unterteilt werden: In der Entspannungsphase lässt die Ventrikelkontraktion nach und die Taschenklappen schließen sich, worauf sich in der Füllungsphase die Segelklappen öffnen und Blut über den Zufluss aus der oberen und unteren Hohlvene (V. cava superior, V. cava inferior) über die Vorhöfe in die Kammern strömt. Die Taschenklappen verhindern hierbei einen Rückfluss des Blutes aus den beiden großen Arterien. Der durch das so genannte Herzskelett ermöglichte **Ventilebenenmechanismus** unterstützt speziell die Ventrikelfüllung. Man kann sich die Wirkung der Ventilebene wie die eines über das Herz gestreiften Ringes vorstellen, der sich zwischen Systole (in Richtung Herzspitze) und Diastole (in Richtung Herzbasis) rhythmisch verschiebt und durch die so erzielte innere Sogwirkung den venösen Rückstrom des Blutes zum Herzen fördert.

Die entsprechenden Druck-Volumen-Verhältnisse und einige andere Parameter während der Vorgänge im linken Herz sind in Abb. 1.2 dargestellt.

Vier sehr wichtige Kenngrößen des Blutkreislaufs sind die Herzfrequenz, das Herzzeitvolumen, der Blutdruck und der periphere Gefäßwiderstand.

Herzfrequenz

Die Herzfrequenz (HF) ist der Wert, der angibt, wie oft das Herz pro Minute einen vollständigen Herzzyklus ausführt. Beim Menschen ist dieser Wert abhängig von der Belastung, vom Alter und von der körperlichen Fitness. Während ein Neugeborenes in Ruhe eine Herzfrequenz von ca. 120 Schlägen pro Minute aufweist, kommt ein 70-Jähriger nur noch auf eine Ruhefrequenz von ca. 70 Schlägen pro Minute. Als physiologisch wird bei einem gesunden Menschen eine Herzschlagfrequenz in Ruhe von etwa 50 bis 80 Schlägen pro Minute angesehen. Eine verringerte Herzfrequenz (unter 60/min im Ruhezustand) wird als **Bradykardie**, eine erhöhte als **Tachykardie** (über 100/min im Ruhezustand) bezeichnet. Als sogenannte **Herzfrequenzvariabilität** (HRV, *heart rate variability*) bezeichnet man das Phänomen, dass sich beim Gesunden die Herzfrequenz als Antwort auf Veränderungen des Tonus des vegetativen Nervensystems ständig ändert. Dies beinhaltet einerseits die konkrete Adaptation an körperliche Leistung oder Ruhe, aber auch geringfügige Veränderungen in der zeitlichen Abfolge aufeinanderfolgender Herzaktionen als Ausdruck rhythmischer Basisschwankungen des vegetativen Tonus.

Herzzeitvolumen

Bei jedem Herzschlag unter Ruhebedingungen werfen die Vorhöfe und Ventrikel jeweils etwas mehr als die Hälfte des maximalen Füllungsvolu-

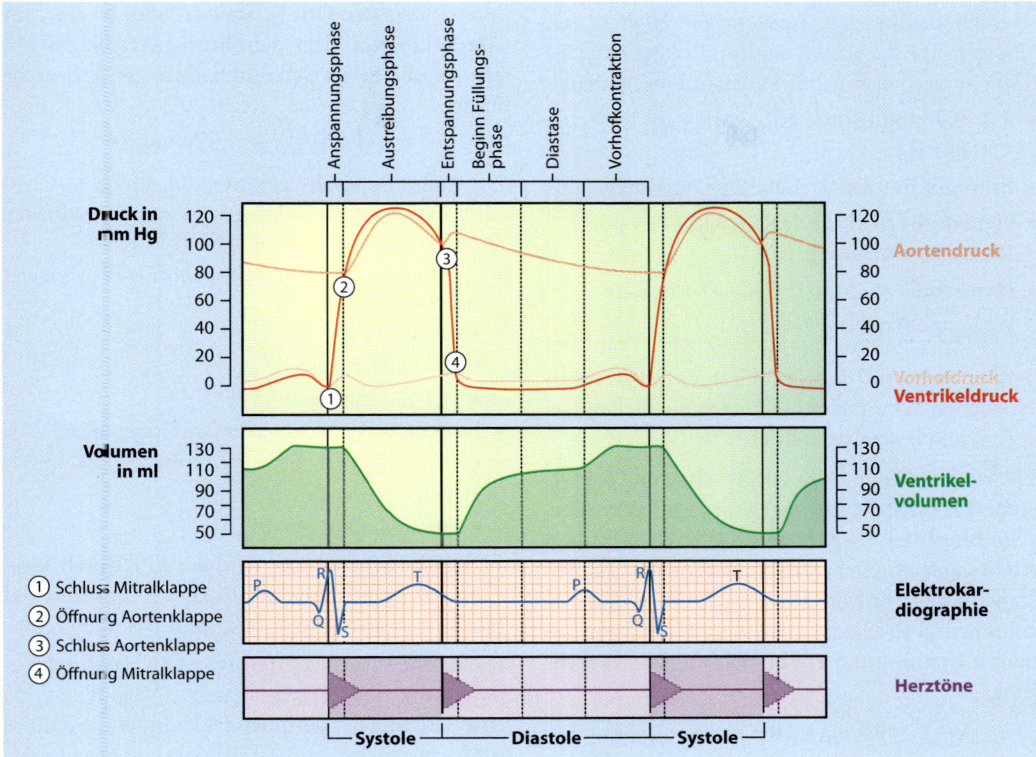

Abb. 1.2: Druck-Volumen-Verhältnisse und andere Parameter während zweier Systolen im linken Herz. Modifiziertes Wiggers-Diagramm.

mens aus. Als **Herzschlagvolumen** (SV von englischen *stroke volume*) bezeichnet man das Blutvolumen, das bei *einem* Herzschlag aus dem linken Ventrikel ausgeworfen wird. Allerdings sind die Schlagvolumina *beider* Ventrikel annähernd gleich groß. Der Normalwert beträgt 70 bis 100 ml. Das **Herzzeitvolumen** (HZV) ist das Blutvolumen, das *pro Zeiteinheit* vom Herzen abgepumpt wird. Es wird üblicherweise in Liter pro Minute gemessen (HMV). Mit dem Begriff der **Ejektionsfraktion** bezeichnet man den relativen Anteil des vom Herzen *während einer Kontraktion* ausgeworfenen Blutvolumens im Verhältnis zum jeweiligen Gesamtblutvolumen innerhalb der Herzkammer. Berechnet wird sie als Quotient aus Schlagvolumen (SV) und enddiastolischem Volumen (EDV). Physiologisch beträgt die Relation bei einem Schlagvolumen von circa 80 ml und einem enddiastolischen Volumen von etwa 120 ml etwa zwei Drittel, wobei der Wert in Prozent angegeben wird, also dann etwa 67 Prozent.

Blutdruck und Blutdruckregulation

Physikalisch gesehen ist der Druck ein Maß für die Kraft, die auf eine bestimmte Fläche einwirkt. Der Blutdruck (RR, benannt nach Scipione Riva-Rocci, dem Erstbeschreiber der Blutdruckmessung mittels luftgefüllter Armmanschette), angegeben in mmHg (Millimeter Quecksilbersäule) gibt den Druck des Blutes innerhalb eines Blutgefäßes an, wobei mit dem klassischen Blutdruck aus der klinischen Medizin der in den größeren Arterien des Körperkreislaufs gemeint ist, gemessen auf Herzhöhe und im Regelfall in der A. brachialis beidseits am Oberarm. Maßgeblich bestimmt wird er vom Herzzeitvolumen und vom Gefäßwiderstand. Auf dem Weg des Blutes durch das Gefäßsystem – Aorta, Arterien, Kapillaren und Venen – nimmt der Blutdruck kontinuierlich ab. Unter Normalbedingungen beträgt bei Erwachsenen der normale menschliche systolische arterielle Druck (RR_{syst}) 100 bis 130 mmHg und der diastolische Wert (RR_{diast}) 60 bis 85 mmHg.

Gemäß der 2017er *Guideline for High Blood Pressure in Adults* des American College of Cardiology werden folgende Stufen unterschieden:

- Normaler Blutdruck: RR_{syst}/RR_{diast} <120/ <80 mmHg
- Erhöhter Blutdruck: 120-129/<80 mmHg
- Hypertonie Stadium 1: RR_{syst} 130-139 oder RR_{diast} 80-89 mmHg
- Hypertonie Stadium 2: $RR_{syst} \geq 140$ oder $RR_{diast} \geq 90$ mmHg

Der Blutdruck soll dabei mindestens mit zwei verschiedenen Messungen bei unterschiedlichen Gelegenheiten bestimmt werden.

Eine wichtige Kenngröße zur Abschätzung der Organperfusion stellt der sogenannte **mittlere arterielle Blutdruck** (MAD) dar. Vereinfacht stellt er in den sogenannten herznahen arteriellen Gefäßen das arithmetische Mittel aus systolischem und diastolischen arteriellen Druck dar. Eine etwas genauere Bestimmung ergibt sich aus der Berechnung

$$MAD = RR_{diast} + (RR_{syst} - RR_{diast})/3$$

Auch in der Intensivmedizin wird der MAD berechnet, allerdings erfolgt die Blutdruckmessung hier invasiv. Seine Normwerte liegen in einem Bereich von 70 bis 105 mmHg.

Peripherer Gefäßwiderstand

Die Differenz zwischen dem MAD und dem **zentralen Venendruck** (ZVD, Blutdruck unmittelbar vor dem rechten Vorhof in der V. cava superior, normal 0-9 mmHg) stellt den Antriebsfaktor für den Blutstrom durch den Körperkreislauf dar. Eine weitere wichtige Kenngröße des Herz-Kreislauf-Systems mit medizinischer Bedeutung ist hierbei der **totale periphere Widerstand** (englisch *total peripheral resistance*, TPR, oder auch *systemic vascular resistance*, SVR). Die TPR bzw. SVR quantifiziert den Widerstand, den das Blutgefäßsystem und die Viskosität des Blutes dem vom Herzen erzeugten Volumenstrom entgegensetzen. Dieser periphere Widerstand kann im Rahmen der Kreislaufregulation variieren. Weiten sich die peripheren Gefäße, so sinkt er ab, eine Verengung speziell der Arteriolen, die die lokale Durchblutung bestimmen (mit knapp 50 % Anteil am TPR/SVR), lässt ihn ansteigen (Sympathikuswirkung). Die SI-Maßeinheit des TPR ist $Pa \cdot s/m^3$ oder $N \cdot s/m^5$. Im Körperkreislauf liegt der Normalwert bei 90-140 $N \cdot s/m^5$ und ergibt sich durch die folgende Berechnung:

$$TPR = (MAD - ZVD)/HMV$$

Die früher genutzten TPR-Maßeinheiten $dynsec/cm^5$ sowie mmHg·min/l sind klinisch immer noch verbreitet. Daraus ergeben sich die folgenden Normwerte:

- Systemischer Kreislauf (systemischer oder peripherer Gefäßwiderstand; SVR):
  - 90-140 $N \cdot s/m^5$
  - 900-1.400 $dynsec/cm^5$
  - 11,3-17,5 mmHg·min/l
- Lungenkreislauf (pulmonaler Gefäßwiderstand; PVR):
  - 4,5-7,5 $N \cdot s/m^5$
  - 45-120 $dynsec/cm^5$
  - 0,56-0,94 mmHg·min/l

In der klinischen Praxis wird der TPR durch Messung der Druckdifferenz MAD – ZVD und des Herzminutenvolumens bestimmt (☞ Kap. 4.2.).

Die meisten Antihypertensiva bewirken durch gefäßerweiternde Eigenschaften (Vasodilatation) eine Senkung des peripheren Gesamtwiderstandes (☞ hierzu auch Kap. 3.1.1. Vorlast und Nachlast).

Im sogenannten Lungen- oder kleinen Kreislauf (der Teil des Blutkreislaufs, in dem das sauerstoffarme Blut vom rechten Herzen zur Lunge fließt und sauerstoffreich wieder dem linken Herz zurückgeführt wird) herrschen hingegen ganz andere Druckverhältnisse vor. Der sogenannte **pulmonalvaskuläre Widerstand** (PVR) in der Lungenstrombahn beträgt nur etwa 10 Prozent des Wertes, den er im Körperkreislauf annimmt. In der Folge ist der arterielle Blutdruck dort mit gerade einmal 20/8 mmHg weit niedriger als im großen Kreislauf. Steigt der mittlere Blutdruck in der Pulmonalarterie in Ruhe auf über 25 mmHg an, liegt eine sogenannte **pulmonale Hypertonie** vor.

Die Regulation des arteriellen Blutdrucks darf sich nur innerhalb bestimmter Grenzen bewegen, wenn Organe oder der Gesamtorganismus nicht durch zu hohe oder auch durch zu niedrige arterielle Druckwerte geschädigt werden sollen. In der Blutdruckphysiologie lassen sich prinzipiell zwei verschiedene Arten der Regulation unterscheiden, wobei folgende Faustregel gilt:

- Eine kurzfristige Regulation des arteriellen Blutdrucks erfolgt primär über eine Regulation der Gefäßweite und der Herzaktivität.
- Eine langfristige Regulation des arteriellen Blutdrucks erfolgt primär über die Regulation des Blutvolumens.

Der Vollständigkeit halber soll nicht unerwähnt bleiben, dass die Bestimmung des TPR eine grobe Vereinfachung wesentlich komplexerer Interaktionen darstellt, weil die Pulsatilität des Kreislaufsystems hierbei nicht berücksichtigt wird und der Abflusswiderstand im systemischen Stromgebiet so berechnet wird, als handele es sich beim Blutfluss um einen Gleichstrom. De facto ergibt sich der tatsächliche Abflusswiderstand, der sich dem Auswurf des kardialen Schlagvolumens "entgegenstellt", auch durch die Reflektion von Pulswellen in der Gefäßperipherie. Bei einem "steifen" Gefäßsystem, wie es typischerweise bei älteren Menschen zu beobachten ist, erfolgt die Reflektion der initialen Pulswelle so rasch, dass sie noch in der gleichen Systole nach zentral zurückläuft und die Nachlast des linken Ventrikels erhöht. Im Gegenzug erfolgt bei Menschen mit einem "weicheren" Gefäßsystem, z.B. bei jüngeren Patienten, die Reflektion der initialen Pulswelle so verzögert, dass sie zu einer diastolischen Erhöhung des Pulsdrucks mit konsekutiver Steigerung der Koronarperfusion führt.

▶ Kurzfristige Regulation des arteriellen Blutdrucks

Ein entscheidende Voraussetzung für die Anpassung und das "*Finetuning*" innerhalb eines solchen Regelkreis ist das Bestimmen der Blutdruckverhältnisse in den Gefäßen durch den Körper selbst. Er verfügt hierzu über sogenannte **Barorezeptoren.** Hierbei handelt es sich um kleine, auf Druck reagierende Sinneskörperchen, die durch Dehnung der Gefäßwand aktiviert werden. Sie befinden sich in den Gefäßwänden der Aorta und der meisten Arterien und regulieren den arteriellen Blutdruck auf einem möglichst konstanten Niveau, um so eine der jeweiligen Situation (z.B. bei Büroarbeit, während einer Radtour, nach der Nahrungsaufnahme) angepasste Blutversorgung innerhalb des Körpers zu gewährleisten. Fällt der Blutdruck, verringert sich der Durchmesser der Aortenwand geringfügig. Ihre Wanddehnung nimmt ab, wodurch die Aktivität der Barorezeptoren sinkt. Daraufhin nimmt die Frequenz der Signale ab, die zur Regulation an das Kreislaufzentrum der Medulla oblongata gesendet werden. Von dort senden Neuronen nun entsprechende Signale zum Herzen, worauf sich umgehend die Herzfrequenz beschleunigt (erhöhtes Herzzeitvolumen). Auch die Blutgefäße werden so reguliert: Sie verengen sich (Vasokonstriktion, erhöhter peripherer Widerstand), wodurch weniger Blut zu den nicht lebensnotwendigen Organen fließt. Dadurch kommt es relativ zügig zu einer Normalisierung des arteriellen Blutdrucks. Die Vasokonstriktion ist in erster Linie Resultat einer Noradrenalin-Freisetzung an sympathischen Nervenendigungen und wird hauptsächlich über sogenannte Alpha-Adrenozeptoren vermittelt (☞ Kap. 1.3.2.). Erst bei stärkerem sympathischen Stress kommt auch Adrenalin ins Spiel.

Neben arteriellen Barorezptoren sind im Niederdrucksystem auch kardiopulmonale Rezeptoren an der kurzfristigen Regulation des Gefäßwiderstandes beteiligt.

Umgekehrt hemmt das Kreislaufzentrum in der Medulla oblongata die sympathische Innervation des Herzens und der Gefäße, wenn die Barorezeptoren durch eine höhere Frequenz eine erhöhte Wanddehnung infolge eines höheren Druckes auf die Arterienwand signalisieren. Dadurch wird der Blutdruck regulatorisch gesenkt und der Regelkreis auch hier wieder geschlossen.

▶ Langfristige Regulation des arteriellen Blutdrucks

An der mittel- bis längerfristigen Regulation des arteriellen Blutdrucks ist vor allem das Renin-Angiotensin-Aldosteron-System (RAAS) beteiligt. Bei abnehmender Durchblutung der Nieren (z.B. durch einen arteriellen Druckabfall oder eine Verengung der Nierenarterien) setzt die Niere verstärkt Renin frei, was in der Folge zu einer Konzentrationserhöhung von Angiotensin II führt, eine der stärksten vasokonstriktiv wirkenden Substanzen überhaupt. Auch durch den Sympathikus kann die Freisetzung von Renin gesteigert werden.

Das RAAS kann volumensteigernde Effekte des Weiteren auch über Aldosteron vermittelt ausüben. Wie Angiotensin II steigert dieses in der Nebennierenrinde produzierte Hormon in der Niere die Rückresorption von Natrium und indirekt damit auch die von Wasser, was einen Anstieg des intravasalen Flüssigkeitsvolumens zur Folge hat.

Regulation der Herzdurchblutung

Als ständig aktives Organ hat das Herz einen überdurchschnittlich hohen Sauerstoffverbrauch. Die Durchblutung der Koronararterien – der Gefäße, die das Herz kranzförmig umgeben und die einschließlich der von ihnen abgehenden Äste den Herzmuskel mit Blut versorgen – erfolgt zumindest im linken Ventrikel fast ausschließlich während der Diastole, da die Koronararterien während der Systole so stark komprimiert werden, dass dort kein effektiver Blutfluss mehr stattfindet. Die Perfusion des rechten Ventrikels erfolgt sowohl in der Systole als auch in der Diastole. Zu seiner eigenen Versorgung erhält das Herz selbst etwa 5 % des Herzzeitvolumens zur Verfügung gestellt, was einer Durchblutung von 70-80 ml/min/100 g in Ruhe entspricht. Zudem verfügt das Herz auch über eine im Vergleich zu anderen Organen hohe Sauerstoffextraktionsrate, die bei etwa 70 % Aufnahme des im Blut vorhandenen Sauerstoffs liegt. Selbst im Gehirn liegt dieser Wert nur bei 40 bis 50 %. In Belastungssituationen des Körpers kann *dieser* Wert dann jedoch nicht mehr weiter gesteigert werden. Um den erhöhten myokardialen Sauerstoffverbrauch decken zu können, muss daher die Koronardurchblutung entsprechend erhöht werden. Die Kontrolle des koronaren Blutflusses unterliegt dabei der Autoregulation. Anhand der lokal anfallenden Stoffwechselprodukte und je nach Verfügbarkeit von Sauerstoff reguliert sich die Koronarperfusion von selbst. Ein erhöhter Metabolismus und eine Hypoxie führen zu einer starken Vasodilatation, ein reduzierter Metabolismus und eine reichliches Sauerstoff-Angebot zur Vasokonstriktion. Zudem nimmt auch das vegetative Nervensystem Einfluss auf die Koronarperfusion.

Regulation der Lungendurchblutung

Bei der Lungendurchblutung transportieren die Gefäße des Lungenkreislaufs das gesamte Blutvolumen des Körpers zur und durch die Lunge, um dort CO_2 abzugeben und neuen Sauerstoff aufzunehmen. Diese Gefäße werden als Vasa publica (öffentliche Gefäße) bezeichnet, da sie quasi im Dienste des gesamten Körpers stehen (funktionelle Blutversorgung der Lunge). Die Rami bronchiales des Körperkreislaufs (Vasa privata, eigene Gefäße) sind im Zusammenhang mit der Lungendurchblutung für die Sauerstoffversorgung des Lungengewebes von Bedeutung (nutritive Blutversorgung der Lungen, auch Bronchialkreislauf genannt). Da die Gefäße des Lungenkreislaufs jedoch für die Funktion der Lunge und des gesamten Körpers die entscheidende Rolle spielen, werden hier nur deren Eigenschaften und Regulation besprochen.

In Ruhe fließen durch die Lunge pro Minute etwa 5 bis 6 Liter Blut und damit exakt so viel wie im Körperkreislauf. Dabei werden jedoch nur etwa 50 % aller Lungenkapillaren durchströmt. Die anderen 50 % sind als sogenannte Reservekapillaren verschlossen. Bei höherem Sauerstoffbedarf öffnen sich diese Kapillaren, und die Lunge kann ohne Druckerhöhung in der Pulmonalarterie von einem erhöhten Blutvolumen durchströmt werden.

Anders als in der Peripherie verursacht eine sinkende Sauerstoffsättigung in einem Lungensegment keine Weitstellung der dort befindlichen Arterien, sondern vielmehr eine zunehmende Vasokonstriktion, die sogenannte **hypoxische pulmonale Vasokonstriktion** (HPV) der Lungenarterien in den entsprechenden Lungenabschnitten. Dies hat eine Erhöhung des sogenannten pulmonalvaskulären Widerstandes (PVR) zur Folge; ein Vorgang, der auch *Euler-Liljestrand-Mechanismus* genannt wird. Die Lunge schützt sich dadurch selbst vor einer ineffektiven Durchblutung von Abschnitten, die aus unterschiedlichen Ursachen heraus schlecht belüftetet sind, da der pulmonale Blutfluss so in besser belüftete Lungengebiete umgeleitet wird. Als molekulare Mechanismen wurden Vorgänge in den sogenannten PASMC (*pulmonary artery smooth muscle cells*) identifiziert. Die PASMC verfügen sowohl über die Fähigkeit zur sensorischen Sauerstoffmessung als auch zur Vasokonstriktion. Letzteres wird über spezielle Calcium-Kanäle und Calcium-Ströme ermöglicht bzw. reguliert.

Die sympathische und parasympathischen Regulation der Lunge spielt nur eine untergeordnete Rolle.

Zum Krankheitsbild der sogenannten Schocklunge ☞ Kap. 4.1.

Organspezifische Druckregulation über den Bayliss-Effekt

Unter dem Bayliss-Effekt, auch myogene Autoregulation genannt, versteht man einen im Gehirn, in den Nieren und im Magen-Darm-Trakt nachweisbaren Autoregulationsmechanismus zur Konstanterhaltung der Durchblutung in den jeweiligen Organen. Das Wirkprinzip ist ähnlich dem der bereits erwähnten Barorezeptoren. Bei einer durch Blutdruckerhöhung gesteigerten Wanddehnung einer kleinen Arterie oder Arteriole kommt es zu einer Kontraktion der Gefäßmuskelzellen, wodurch sich der Radius des Blutgefäßes verringert und der Gefäßwiderstand steigt (sogenantes Hagen-Poiseuillesches Gesetz). Umgekehrt reguliert sich die Gefäßmuskulatur beim Nachlassen des intravasalen Drucks wieder auf ihren Basaltonus zurück. Auch bei stark schwankenden Amplituden des systolischen Blutdrucks innerhalb von 120 bis 200 mmHg kann so eine relativ konstante Durchblutung von Organen und Geweben aufrecht erhalten werden. Möglich ist dies durch Aktivierung spezieller mechanosensitiver Rezeptoren. Diese können einen Calcium-Einstrom in die Zellen der Gefäßmuskulatur oder auch Calcium-unabhängig eine Kontraktion der glatten Muskulatur bewirken. Der Bayliss-Effekt funktioniert auf diese Weise unabhängig von der vegetativen Innervation der Blutgefäße. In der Haut und der Lunge ist er nicht aktiv.

1.3. Bedeutung des vegetativen Nervensystems bei der Herz-Kreislauf-Regulation

In den voranstehenden Passagen dieses Kapitels sind bereits hier und da die Begriffe "vegetatives Nervensystem" oder "Sympathikus" gefallen. In diesem Kapitel sollen einige grundlegende Aspekte zur Bedeutung des vegetativen Nervensystems bei der Herz-Kreislauf-Regulation noch einmal ins Gedächtnis gerufen werden.

Gemeinsam mit dem somatischen Nervensystem bildet das vegetative (VNS) oder auch das autonome Nervensystem (ANS) das gesamte periphere und zentrale Nervensystem. Der Begriff "autonom" spiegelt wider, dass über diesen Teils des Nervensystems biologisch determinierte und automatisch ablaufende Vorgänge im Körper angepasst und reguliert werden. Sowohl beim somatischen als auch beim vegetativen Nervensystem befinden sich Teile innerhalb des zentralen Nervensystems (ZNS, Gehirn und Rückenmark) und Teile außerhalb des ZNS; diese zählen dann zum peripheren Nervensystem.

> Das VNS steuert und reguliert die Homöostase der lebenswichtigen Funktionen des Körpers wie Herz-Kreislauf, Atmung, und Verdauung/Stoffwechsel. Auch endokrine (Hormonsekretion) und exokrine Drüsen (Schweißdrüsen), die schon vorab besprochenen Vorgänge zur Regulation des Blutdrucks im Gefäßsystem oder auch die Reaktion des Auges (Pupillenreaktion) werden vom VNS gesteuert.

Anatomisch und funktionell unterteilt sich das VNS in das

- Sympathische Nervensystem
- Parasympathische Nervensystem
- Enterische Nervensystem (ENS)

Über Synergismen und Antagonismen beeinflussen die Funktionen der sympathischen (dominierend bei Aktivität und Gefahr) und parasympathischen (dominierend in Ruhe und Erholung) Anteile des VNS sich gegenseitig und in ihrer Gesamtheit die Homöostase der lebenswichtigen biochemischen und physiologischen Abläufe im Körper. Die wichtigsten Regelkreise dafür befinden sich im Hirnstamm und in den Kerngebieten des Hypothalamus. Willentlich ist der Mensch normalerweise nicht in der Lage, diese Vorgänge zu beeinflussen, also entweder zu stimulieren oder zu bremsen. Er kann jedoch durch sein Verhalten (Radtour oder Liegestuhl) zumindest indirekt entscheiden, welche Teilkomponente des VNS die nächsten Minuten und Stunden dominieren wird.

Im Gegensatz zum somatischen Nervensystem (z.B. beim Skelettmuskel) kommt die Innervation der Zielorgane im vegetativen Nervensystem nicht über *ein*, sondern über *zwei* hintereinandergeschaltete Neurone zustande (Details ☞ nachfolgend). Dabei existieren unterschiedliche Neurotransmitter und Rezeptorentypen, die für die Signalübertragung und die jeweiligen Effekte von großer Bedeutung sind.

1.3.1. Neurotransmitter und Hormone

1.3.1.1. Neurotransmitter

Neurotransmitter sind Botenstoffe von Nervenzellen, mit denen die (präsynaptischen) elektrischen Signale eines Neurons an einer Synapse in chemische Signale umgebildet werden, die bei der nachgeordneten Zelle wieder (postsynaptische) elektrische Signale hervorrufen können. Eine Besonderheit des VNS besteht darin, dass es körpereigene Substanzen gibt, die sowohl als Neurotransmitter als auch als Hormon fungieren können (z.B. Noradrenalin). In dem hier dargestellten Zusammenhang sind vor allem Acetylcholin und die beiden Katecholamine Adrenalin und Noradrenalin von Bedeutung.

Acetylcholin

Acetylcholin (ACh) fungiert im VNS sowohl beim Sympathikus als auch beim Parasympathikus gleichermaßen als präganglionäre Transmittersubstanz. Es stellt einen der wichtigsten Neurotransmitter dar und vermittelt beispielsweise an der neuromuskulären Endplatte die Erregungsübertragung zwischen Nerv und Muskel. Im parasympathischen Nervensystem fungiert Acetylcholin sowohl an den Schaltstellen in den Ganglien als auch an den Zielorganen als Überträgersubstanz.

Katecholamine

Als Katecholamine wird eine Gruppe chemischer Substanzen bezeichnet, deren Bezeichnung sich von ihrem gemeinsamen Molekülbestandteil Brenzcatechin sowie einer ebenfalls gemeinsamen Aminogruppe ableitet. Sie kommen in der Natur vor, werden aber für therapeutische Zwecke auch pharmazeutisch hergestellt und verwendet. In Abb. 1.3 sind die Strukturformeln und die Biosynthese der Katecholamine Dopamin, Adrenalin und Noradrenalin dargestellt.

Adrenalin

Adrenalin (auch Epinephrin) ist ein im Nebennierenmark gebildetes Hormon, das zudem auch im Zentralnervensystem vorkommt. Als Neurotransmitter besitzt es im Gegensatz zu Noradrenalin jedoch nur eine untergeordnete Rolle. Es vermittelt als Hormon eine Herzfrequenzsteigerung, einen Blutdruckanstieg durch Vasokontriktion und eine Bronchodilatation. Durch Lipolyse und Glycolyse kann es eine rasche Bereitstellung von Energie bewirken. Auf die Durchblutung wirkt Adrenalin "zentralisierend" (Anstieg des zentralen Blutvolumens durch Kontraktion kleiner Blutgefäße) und hemmend auf Magen-Darm-Tätigkeit. Als Stresshormon ist es außerdem maßgeblich an Flucht- oder Kampfreaktionen beteiligt; sprichwörtlich bekannt durch den sogenannten "Adrenalinstoß".

Noradrenalin

Noradrenalin (auch Norepinephrin) wirkt gleichermaßen als Neurotransmitter und Hormon. Syntheseorte sind der Locus caeruleus (Nervensystem) und das Nebennierenmark (Hormon). Als letzteres wirkt Noradrenalin vorwiegend an den Arteriolen, wo es zu einer Vasokontriktion und damit zu einer Blutdrucksteigerung führt. Als Neurotransmitter wird es im VNS von sympathischen Nervenfasern ausgeschüttet, wo es als Überträgersubstanz der postganglionären Synapsen des sympathischen Nervensystems dient. Seine Wirkungen entsprechen in dieser Rolle weitgehend der des Adrenalins.

1.3.1.2. Hormone

Hormone sind biochemische Botenstoffe, die von speziellen Zellen in endokrinen Drüsen oder Geweben synthetisiert werden. So wird Adrenalin in den A-chromaffinen Zellen des Nebennierenmarks gebildet. Nachdem ein Hormon in den Körperkreislauf abgegeben worden ist, setzt es an bestimmten Zellen der Erfolgsorgane über das

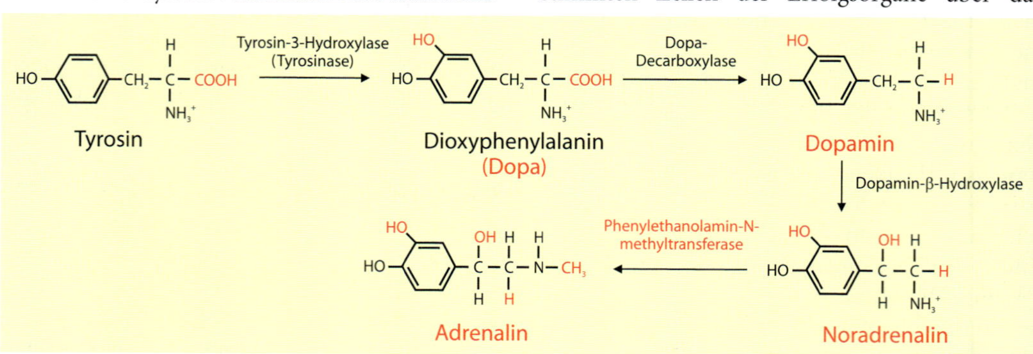

Abb. 1.3: Synthese der Katecholamine Noradrenalin und Adrenalin aus Tyrosin mit Dopa und Dopamin als Zwischenprodukte. Modif. nach Hofmann E. Biochemie systematisch, 4. Auflage, UNI-MED Verlag AG, 2006.

Schlüssel-Schloss-Prinzip spezifische Wirkungen oder Regulationsfunktionen in Gang.

Die hormonelle Wirkung der in diesem Zusammenhang primär zu besprechenden beiden Katecholamine Adrenalin und Noradrenalin wurden bereits in Kapitel 1.3.1.1. angerissen. Eine ausführliche Darstellung zu den Wirkungen und zum klinischen Einsatz dieser und weiterer Hormone findet sich in Kap. 3. "Pharmakologische Grundlagen".

1.3.2. Rezeptorentypen

Bezüglich der Rezeptorentypen unterscheidet man im gesamten VNS Acetylcholin-Rezeptoren (im Regelfall als Cholinozeptoren bezeichnet) von Adrenozeptoren, die beide wiederum in Subtypen unterteilt sind.

Cholinozeptoren

Cholinozeptoren werden in die beiden Typen nicotinerge (n-Rezeptoren) und muskarinische (m-Rezeptoren) unterteilt. Als Substrat binden beide den Neurotransmitter Acetylcholin (ACh), können aber auch durch Nikotin (n-Rezeptoren) und Muskarin (m-Rezeptoren) aktiviert werden.

Adrenozeptoren

Bei den Adrenozeptoren ist die Anzahl und Aufteilung in Subtypen komplexer. Prinzipiell unterscheidet man hier α- und β-Adrenozeptoren, vereinfacht und im klinischen Alltag meist nur als α- und β-Rezeptoren bezeichnet (auch im Hinblick auf ihre noch zu besprechende Rolle bei der Pharmakotherapie).

Alpha-Rezeptoren

Die α-Rezeptoren werden in α_1- und α_2-Rezeptoren unterteilt. Erstere sind vor allem im Myokardgewebe lokalisiert, wo über Noradrenalin die Kontraktilität der Muskelzellen gesteigert wird. In den Blutgefäßen bewirkt ihre Stimulierung eine durch Vasokonstriktion bedingte Blutdrucksteigerung. Ihre Blockade führt hingegen zur Relaxation des Gefäßtonus und somit zur Blutdrucksenkung. Die α_2-Rezeptoren tragen zur Regulation der Sympathikus-Aktivität bei und regulieren eine Reihe von sympathischen Reaktionen, so beispielsweise den Tonus der glatten Muskulatur von Hohlorganen wie Darm und Blase oder auch die Glucose-Mobilisierung.

Beta-Rezeptoren

Die β-Rezeptoren werden in Gruppen von β_1 bis β_4 unterteilt, wobei vor allem die ersten beiden Subtypen relevant sind.

β_1-Rezeptoren sind primär im Herz, in der Niere und im Fettgewebe lokalisiert. Über sie werden beispielsweise eine Steigerung der Herzaktivität und eine vermehrte Ausschüttung von Renin vermittelt, wobei letzteres wiederum zur Stimulation des Renin-Angiotensin-Aldosteron-Systems (RAAS) und damit zur Steigerung des peripheren Blutdruckes führt.

β_2-Rezeptoren finden sich in den meisten vom Sympathikus beeinflussten Organen sowie überall in der glatten Muskulatur. Ihre Aktivierung bewirkt eine Relaxation der glatten Muskulatur (Bronchien, Blutgefäße, Darm) und eine verstärkte Lipolyse im Fettgewebe.

1.3.3. Das sympathische Nervensystem (Sympathikus)

Der Sympathikus ist der Teil des VNS, der im Regelfall ergotrop wirkt. Die wichtigsten Steuerzentren aller vegetativer Funktionen sind der Hypothalamus und die Medulla oblongata. Die Neuronen des Sympathikus sind über den ganzen Körper verteilt, die anatomischen Details hier aufzuzählen würde den Rahmen dieser Ausführungen überschreiten. Wichtig ist die Tatsache, dass sich die Nervenfasern des VNS zu organnahen Nervengeflechten zusammenlagern, die man als Plexus bezeichnet. Bekannte Beispiele sind der Plexus cardiacus, der Plexus suprarenalis oder der Plexus coeliacus. Die verschiedenen Plexus sind zum einen relativ eng miteinander verknüpft, zum anderen ist oftmals keine genaue Trennung der Leitungsbahnen möglich. Als eine grobe Faustregel zumindest für den Hals-, Brust und Abdominalbereich gilt: Die sympathischen Fasern verlaufen entlang der großen arteriellen Gefäße des Hals-, Brust- und Abdominalbereiches.

Das Zielgewebe des Sympathikus ist primär die glatte Muskulatur von Drüsen und Blutgefäßen. Die sympathischen Neurone verlaufen bis zum sogenannten Grenzstrang gleich. Dieser besteht aus 22 paarigen Ganglien, die sich entlang der gesamten Wirbelsäule erstrecken und über Rr. interganglionares miteinander verbunden sind. Die Umschaltung von prä- auf postganglionäre Neurone erfolgt bei den sympathischen Fasern für den Kopf, die Brustorgane, die Haut und die Extremitäten in eben diesem Grenzstrang, für die Organe in Bauchraum und Becken in prävertebralen und in direkter Nähe zu Organen befindlichen Ganglien sowie im Nebennierenmark direkt an dessen chromaffinen Zellen. Als präganglionäre Transmittersubstanz fungiert hier wie auch beim Parasympathikus Acetylcholin (Rezeptoren: nicotinerge Cholinozeptoren, n-Rezeptoren), postganglionär Noradrenalin (Rezeptoren: Adrenozeptoren, α-Rezeptoren und β-Rezeptoren) und im Nebennierenmark präganglionär Acetylcholin und postganglionär hauptsächlich Adrenalin.

Der Sympathikus steigert die Leistungsbereitschaft und -fähigkeit des Körpers und bereitet ihn in entsprechenden Situationen auf Angriff oder Flucht (*fight or flight*) vor.

Auf das Herz wirkt der Sympathikus mit einer Erhöhung der Pulsfrequenz (**positive Chronotropie**) und einer erhöhten Erregbarkeit (**positive Bathmotropie**) und beschleunigt zudem die Erregungsleitung vom Sinusknoten zum AV-Knoten und im AV-Knoten selbst (**positive Dromotropie**). Zudem fällt die Sympathikuswirkung auch **positiv inotrop** und **positiv lusitrop** aus (☞ auch Kap. 3.1.2. Mechanische und elektrophysiologische Kriterien der Herztätigkeit). Er steigert damit die Herztätigkeit über eine Erhöhung der Durchblutung sowie des Tonus von Herz- und Skelettmuskulatur, bewirkt eine Blutdruckerhöhung und stimuliert die Glykolyse zur Bereitstellung eines energetischen Substrates und weitere Stoffwechselvorgänge.

Die Tätigkeit des Verdauungstraktes wird hingegen gebremst, die Durchblutung von Haut und Nieren durch Gefäßverengung verringert. Weitere Wirkungen sind z.B. eine Bronchodilatation, die Steigerung der Adrenalinausschüttung aus den chromaffinen A-Zellen im Nebennierenmark und eine Pupillenerweiterung (Mydriasis).

1.3.4. Das parasympathische Nervensystem (Parasympathikus)

Im Gegensatz zum Sympathikus ist der Parasympathikus die Komponente des vegetativen Nervensystems, die quasi als "Erholungsnerv" fungiert, da er mit seiner trophotropen Wirkung dem Stoffwechsel, der Regeneration und dem Aufbau körpereigener Reserven dient (anabole Wirkung).

Obwohl diese Wirkungen ihn per se zum Gegenspieler des Sympathikus machen, wirken diese beiden Hauptkomponenten des VNS in der Gesamtheit eher synergistisch, was ein äußerst effektiv reguliertes "finetuning" der Organsteuerung ermöglicht. Als Neurotransmitter im Parasympathikus fungiert stets Acetylcholin.

Die vegetativen Zentren des Parasympathikus befinden sich zum einen im Hirnstamm und zum anderen im sakralen Rückenmark, was ihm den Beiname "kraniosakrales System" eingebracht hat. Nerven aus dem Hirnstamm (die sogenannten Hirnnerven, z.B. N. oculomotorius, N. glossopharyngeus) innervieren dabei die inneren Augenmuskeln, die Tränen- und Speicheldrüsen und die meisten inneren Organe des Körpers (Nervus vagus, wörtlich übersetzt "der umherschweifende Nerv"). Harnblase, Genitalien sowie der kaudale Teil des Dickdarms werden hingegen von Nerven aus dem Sakralmark beeinflusst. Der Cannon-Böhm-Punkt markiert dabei den Übergang der beiden Innervationsgebiete.

Am Herz bewirkt der Parasympathikus die Verlangsamung des Pulses (**negative Chronotropie**) und eine verminderte Erregbarkeit (**negative Bathmotropie**) und verlangsamt zudem die Erregungsleitung vom Sinusknoten zum AV-Knoten und im AV-Knoten selbst (**negative Dromotropie**). An der Lunge bewirkt er eine Bronchokonstriktion sowie eine erhöhte Schleimsekretion. Im Verdauungstrakt fördert er die Verdauung durch Steigerung der Peristaltik und der Sekretion von Mundspeichel und Verdauungsenzymen. Der Tonus der glatten Muskulatur erhöht sich, die Gallenblasenmuskulatur verstärkt ihre Kontraktionen, während sich die Schließmuskeln entspannen. Die Glykogenbildung in der Leber wird ebenfalls angeregt.

Das **enterische Nervensystem** (ENS) spielt bei der Regulation des Herz-Kreislauf-Systems und beim Schockgeschehen keine relevante Rolle.

1.4. Fazit

Zum Verständnis der Pathophysiologie und -biochemie des Schocks sowie auch für die speziellen Besonderheiten seiner Therapie sind die grundlegenden Kenntnisse zur Regulation der Organdurchblutung, zur Steuerung durch das vegetative Nervensystem (Sympathikus und Parasympathikus) sowie zu Neurotransmittern, Hormonen (Katecholaminen) und Rezeptoren unabdingbar. Natürlich können die Abschnitte dieses Kapitels diesbezüglich kein Lehrbuch der Physiologie und Biochemie ersetzen. Aber dies ist auch nicht Ziel dieses Repetitoriums. Hier sollten lediglich noch einmal grundlegende Zusammenhänge dargestellt werden.

Die allgemeine Antwort des Körpers auf eine "Kreislaufstörung"

2. Die allgemeine Antwort des Körpers auf eine "Kreislaufstörung"

2.1. Herz-Kreislauf-System

Eine "Kreislaufstörung", also eine Störung der Blutzirkulation im Herz-Kreislauf-System, ist als solche zunächst einmal kein Zustand, der für die betroffene Person lebensbedrohlich sein muss. Im Gegenteil: Eine der häufigsten Ursachen, das Orthostase-Syndrom, hat im Sinne einer vorübergehenden Fehlregulation nicht einmal einen eigentlichen Krankheitswert, und seine Prognose speziell quod vitam ist ausgezeichnet.

Die Ursachen von Kreislaufstörungen sind zahlreich. Typische Ursachen, die eine Kreislaufstörung zur Folge haben können, sind

- das oben erwähnte Orthostase-Syndrom
- hypotone Zustände
- eine Herzinsuffizienz

Aber auch

- Medikamente

speziell Antihypertensiva, können häufig eine Kreislaufstörung auslösen.

Bei einem Schockgeschehen handelt es sich ebenfalls um eine Störung der Blutzirkulation im Herz-Kreislauf-System, doch ist diese nur beim sogenannten kardiogenen Schock (☞ Kap. 4.3.3.) unmittelbar auf eine Störung der Herzfunktion zurückzuführen. In Kapitel 4. "Der Schock als medizinischer Notfall" wird genauer auf die Definition und die Pathophysiologie des Schocks als Zustand der peripheren Minderperfusion mit vermindertem Verhältnis von Sauerstoffangebot und -bedarf lebenswichtiger Organe eingegangen. Das Schockgeschehen ist dabei ein klassisches Beispiel dafür, wie verschiedene primäre Ursachen relativ gleichförmige Kreislaufreaktionen zur Folge haben, die zunächst kompensierend wirken, aber mit zunehmender Dauer zu irreversiblen Schäden führen können.

Noch einmal zurück zur "Kreislaufstörung". Im Falle einer ursächlich pathologischen Herzfunktion ist der Körper im Regelfall in der Lage, das Herzminutenvolumen zunächst aufrecht zu erhalten oder gegebenenfalls auch zu steigern. Der erste Schritt hierzu ist eine Steigerung der Herzfrequenz (Tachykardie). In der Folge versucht der Körper, die periphere Mangeldurchblutung mit einer Reihe von Kompensationsmechanismen aufrecht zu erhalten, wie sie in Kapitel 1.3. "Bedeutung des vegetativen Nervensystems bei der Herz-Kreislauf-Regulation" beschrieben werden. Beim Schockgeschehen spielen aber stets auch extrakardiale Kompensationsmechanismen eine entscheidende Rolle, die über die Modulation der Gefäßregulation versuchen, die Blutversorgung lebenswichtiger Organe aufrecht zu erhalten.

2.2. Inflammation und Organdysfunktion

Die Zusammenhänge zwischen Inflammation und Organdysfunktion treten dann hervor, wenn die körpereigenen Abwehrsysteme eine Infektion und deren Folgen nicht mehr lokal begrenzen können. Es kommt dann zu einer überschießenden Abwehrreaktion des Körpers, die schlussendlich das eigene Gewebe und Organe schädigt. Wird dieser Zustand, die sogenannte Sepsis (☞ Kap. 4.3.2.) nicht rechtzeitig erkannt und behandelt, kann dies zum Mehrorganversagen und/oder auch zu einem septischen Kreislaufschock führen und letal enden.

Die Reaktionen des Organismus bei einer Sepsis ergeben sich vor allem durch die Art und Virulenz des infektionsauslösenden Erregers sowie durch den Immunstatus des Körpers. Bei normaler Immunkompetenz ist eine frühe Phase meist durch eine Hyperinflammation geprägt, die mit dem Begriff der systemischen Inflammationsreaktion (SIRS: Systemisches inflammatorisches Response-Syndrom) zum Ausdruck kommt. Bei immunkompetenten Patienten wird die SIRS jedoch schon in der Frühphase von einer immunmodulatorischen Gegenreaktion begleitet, der sogenannten CARS (Kompensatorisches antiinflammatorisches Response-Syndrom). Zunächst (ca. 24 Stunden nach Sepsisbeginn) überwiegt die Hyperinflammation, während sich in den folgenden Tagen ein von Immunsuppression dominierter Status einstellen kann. Es kommt dabei nicht nur zu einer Stimulierung aller Faktoren des angeborenen und erworbenen Immunsystems, sondern auch zu einer komplexen Interaktion zwischen Immun- und Gerinnungssystem, das zu einer Stimulierung diverser Faktoren des Gerinnungssystems führt und durch eine Verbrauchskoagulopathie mit disseminierter intravasaler Koagulopathie oder Gerinnung (DIC, ☞ Kap. 4.1.2.2) und endothelialer Dysfunktion gekennzeichnet ist [1]. Diese sogenannte Sepsiskaskade wird durch eine Reihe von Faktoren ausgelöst, die im Zusammenhang mit den Infektionserregern stehen und als *pathogen-associated molecular patterns* (PAMPs) zusammengefasst werden. Dazu gehört neben Lipopolysacchariden und Dipeptiden aus der Zellwand auch bakterielle DNA. Diese PAMPs werden vom angeborenen Immunsystems erkannt, und in der Folge kommt es zur Stimulierung von Transkriptionsfaktoren, die ihrerseits zu einer verstärkten Hochregulierung sowohl pro- als auch antiinflammatorischer Zytokine führen.

In der Folge kann sich das für die Sepsis charakteristische multiple Organversagen manifestieren [2]:

- Die endotheliale Dysfunktion trägt über eine erhöhte Permeabilität der Lungenkapillargefäße zum Flüssigkeitsaustritt in die Alveolen der **Lunge** bei und führt zum Lungenödem bzw. zum *Acute Respiratory Distress Syndrome* (Schocklunge, ☞ auch Kap. 4.1.)
- Die Störungen der Sauerstoffversorgung der Tubuluszellen der **Nieren** führen zum akuten Nierenversagen (Schockniere, ☞ auch Kap. 4.1.)
- Die Beeinträchtigung der zellulären Sauerstoffverwertung der **Leber** und die Beeinträchtigung der Transportersysteme für die Ausscheidung der Gallensalze führen zum akuten Leberversagen (Schockleber, ☞ auch Kap. 4.1.)
- Die Vasodilatation der venösen und arteriellen Gefäße und der intravasale Flüssigkeitsverlust durch die erhöhte Permeabilität der Mikrozirkulation (☞ Kap. 4.1. und Abb. 4.1) führen zu einem Rückgang der Pumpleistung des Herzens und einem Abfall des Blutdrucks. Die negative inotrope Wirkung von einigen Zytokinen, die Störungen des Calciumtransports mit Beeinträchtigung der Produktion von Adenosintriphosphat (ATP) führen zur Schwächung der Funktion des Herzmuskels und können Herzversagen verursachen.
- Im Gastrointestinaltrakt kann die erhöhte Permeabilität der Darmschleimhaut zur Veränderung der Darmflora und zu mukosalen Blutungen sowie zu einem paralytischen Ileus führen.
- Im zentralen Nervensystem kommt es zu einer direkten Schädigung der Gehirnzellen und Störungen von Neurotransmittern

2.3. Konzept des Inter-Organ-Crosstalk

Als Multiorganversagen (*multi organ dysfunction syndrome*, kurz MODS) bezeichnet man das akut lebensbedrohliche Zustandsbild eines multiplen Ausfalls lebenswichtiger Organe (insbesondere von Niere, Leber, Darm und Lunge; ☞ auch Kap. 4.3.2.4.). Es repräsentiert die gemeinsame Endstrecke bei Patienten mit einem Schock unterschiedlicher Ursache. So beobachtet man nach einem infarktbedingten kardiogenen Schock nicht nur ein myokardiales Pumpversagen, sondern in der Folge auch eine Dysfunktion entfernter Organe bis hin zum multiplen Organversagen [3]. Auch bei der Sepsis werden regelhaft nahezu sämtliche Organsysteme als Folge der sehr komplexen systemischen Inflammation in unterschiedlichem Ausmaß in Mitleidenschaft gezogen und in ihrer Funktion gestört. Interessanterweise kommt es darüber hinaus auch zu organspezifischen Wechselwirkungen im Sinne eines sogenannten Inter-Organ-Crosstalks, welcher nicht nur zwischen eng benachbarten Organsystemen (z. B. Herz und Lunge) stattfindet, sondern regelhaft auch zwischen weiter voneinander entfernten Organsystemen beobachtet wird [3]. So kann es beispielsweise zu folgenden komplexen Interaktionen kommen.

Nierenversagen bei Schockleber

Eine Schockleber stellt eine relativ häufige Form der Leberfunktionsstörung bei kritisch kranken Patienten dar. Sie tritt bei bis zu 10 % aller Intensivpatienten auf [4-6]. Die häufigste Ursache mit etwa zwei Dritteln aller Fälle einer Schockleber ist ein akutes kardiales Problem [4,7], gefolgt von einem septischen Kreislaufversagen (häufig kombiniert mit einem kardialen Problem) [4,8]. Ein Großteil der Patienten mit Schockleber entwickelt dabei im Verlauf der Erkrankung ein akutes Nierenversagen, wobei im Vergleich mit dem Auftreten einer solitären Schockleber bzw. eines solitären Nierenversagens die Kombination aus beiden mit einer deutlich erhöhten Mortalität assoziiert ist [4, 9]. Im Langzeitverlauf zeigten Überlebende aber immerhin eine gute Erholung der Nierenfunktion.

Herz und Niere

Herz und Niere wirken auf vielfältige Weise aufeinander ein: Die Verschlechterung einer Organfunktion kann eine Verschlechterung der jeweils anderen befördern [10]. Der Begriff des kardiorenalen Syndroms wird zwar im Regelfall im Zusammenhang mit anderen Kausalzusammenhängen verwendet (akute Herzinsuffizienz ↔ akutes Nierenversagen, chronische Herzinsuffizienz ↔ chronische Nierenerkrankung) [11], doch kann es auch beim Schockgeschehen zu relevanten Interaktionen zwischen Herz und Niere kommen, so zum Beispiel über das Renin-Angiotensin-Aldosteron-System (RAAS, ☞ Kap. 3.9.).

Herz und Lunge

Die Organinteraktion Herz – Lunge ist beim Gesunden durch eine physiologische Balance charakterisiert [12]. Pathophysiologische Veränderungen (wie z.B. im Rahmen einer Lungenarterienembolie, ☞ Kap. 4.3.4. Obstruktiver Schock) führen über ein Ungleichgewicht zwischen der Pumpfunktion des rechten und/oder linken Herzens sowie der Lunge zur Beeinträchtigung von Hämodynamik und Gasaustausch. Ein solches kardiopulmonales Ungleichgewicht kann durch kardiale (z.B. akuter Rechtsherzinfarkt), pulmonalvaskuläre (z.B. dekompensierte pulmonale Hypertonie) oder pulmonalparenchymatöse Erkrankungen (z. B. akutes Lungenschädigungs-Syndrom [ARDS]) verursacht werden [12].

2.4. Adaptationsmechanismen

Auf die Adaptationsmechanismen des Körpers bei einer Störung der Blutzirkulation im Herz-Kreislauf-System wird in den Kapiteln 1.2.3., 1.3.3. und 3.1.1. (Stichworte vegetatives Nervensystem, Sympathikus, RAAS, Vorlast und Nachlast einschließlich Frank-Starling-Mechanismus) eingegangen, auf die Kompensationsmechanismen beim Schockgeschehen in Kapitel 4.1.2. (Stichwort Zentralisation des Kreislaufs).

2.5. Literatur

1. Hotchkiss RS, Moldawer LL, Opal SM, Reinhart K, Turnbull IR, Vincent JL. Sepsis and septic shock. In: Nature Reviews Disease primers 2016, Band 2, p16045.

2. Fujishima S. Organ dysfunction as a new standard for defining sepsis. In: Inflammation and regeneration 2016. Band 36.

3. Janssens U. Organinteraktionen in der Intensivmedizin. Dtsch Med Wochenschr 2017;142:1333.

4. Roedl K, Jarczak D, Fuhrmann V. Organinteraktion Leber und Niere. Dtsch Med Wochenschr 2017;142: 1365-1372.

5. Fuhrmann V, Kneidinger N, Herkner H, Heinz G, Nikfardjam M, Bojic A, Schellongowski P, Angermayr B, Kitzberger R, Warszawska J, Holzinger U, Schenk P, Madl C. Hypoxic hepatitis: underlying conditions and risk factors for mortality in critically ill patients. Intensive Care Med 2009;35:1397-1405.

6. Fuhrmann V, Kneidinger N, Herkner H, Heinz G, Nikfardjam M, Bojic A, Schellongowski P, Angermayr B, Schöniger-Hekele M, Madl C, Schenk P. Impact of hypoxic hepatitis on mortality in the intensive care unit. Intensive Care Med 2011;37:1302-1310.

7. Henrion J, Descamps O, Luwaert R, Schapira M, Parfonry A, Heller F. Hypoxic hepatitis in patients with cardiac failure: incidence in a coronary care unit and measurement of hepatic blood flow. J Hepatol 1994;21:696-703.

8. Henrion J, Minette P, Colin L, Schapira M, Delannoy A, Heller FR. Hypoxic hepatitis caused by acute exacerbation of chronic respiratory failure: a case-controlled, hemodynamic study of 17 consecutive cases. Hepatology 1999;29:427-433.

9. Drolz A, Horvatits T, Roedl K, Rutter K, Staufer K, Haider DG, Zauner C, Heinz G, Schellongowski P, Kluge S, Trauner M, Fuhrmann V. Outcome and features of acute kidney injury complicating hypoxic hepatitis at the medical intensive care unit. Ann Intens Care 2016;6:61.

10. Salleck D, John S. Organinteraktionen: Herz und Niere. Dtsch Med Wochenschr 2017;142:1348–1356.

11. Ronco C, Haapio M, House AA, Anavekar N, Bellomo R. Cardiorenal syndrome. J Am Coll Cardiol 2008; 52:1527-39.

12. Michels G, Pfister R. Organinteraktionen: Herz und Lunge – Management des akuten Rechtsherzversagens. Dtsch Med Wochenschr 2017;142:1357-1364.

Pharmakologische Grundlagen

3. Pharmakologische Grundlagen

3.1. Einführung

Wenn in diesem Kapitel "Pharmakologische Grundlagen" abgehandelt werden, so ist dabei primär die Rede von Substanzen, deren Struktur, Biochemie und physiologische Bedeutung teilweise bereits in Kapitel 1.3.1. abgehandelt wurden, jedoch auch von einigen weiteren Wirkstoffen. Natürlich ist die Pharmakotherapie von Schockzuständen nicht auf die im folgenden näher beschriebenen Substanzen beschränkt, zumal diese Schockzustände ganz unterschiedliche Ursachen haben können. Dennoch sollen die nachfolgend aufgeführten Substanzen hier zunächst im Fokus stehen, da sie quasi zum unmittelbaren Handwerkszeug des Intensiv- und Akutmediziners gehören. Details zu ihrem und zum Einsatz weiterer Wirkstoffe (Dosierungen, Kombinierbarkeiten usw.) werden im nachfolgenden Kapitel 4. beschrieben.

Chemisch handelt es sich bei den in diesem Kapitel abgehandelten Wirkstoffen um

- Katecholamine
  - Adrenalin
  - Noradrenalin
  - Dobutamin
  - Dopamin

  wobei Adrenalin, Noradrenalin und Dopamin natürlicherweise im menschlichen Organismus vorkommen, Dobutamin hingegen nicht und ausschließlich synthetisch erzeugt werden muss
- Peptidhormone
  - Vasopressin (natürlicherweise im menschlichen Organismus vorkommend)
  - Terlipressin (synthetisches Vasopressin-Analogon)
  - Selepressin (synthetisches Vasopressin-Analogon)
  - Angiotensin II (natürlicherweise im menschlichen Organismus vorkommend)
- das Pyridazin-Derivat Levosimendan
- den Phosphodiesterase-Hemmer Milrinon
- das Phenothiazin-Derivat Methylenblau

Bevor diese jedoch im Einzelnen besprochen werden, sollen an dieser Stelle einige Begriffe wiederholt werden, die bei der pharmakologischen Beeinflussung des Herz-Kreislauf-Systems eine wichtige Rolle spielen.

3.1.1. Vorlast und Nachlast

Vorlast

In der Kardiologie steht der Begriff der Vorlast (*preload*) für die Kraft, die zur Dehnung der Myokardfasern der Ventrikel am Ende der Diastole führt. Die maximale Ruhelänge dieser Muskelfasern stellt die natürliche Grenze ihrer Dehnbarkeit dar. Nimmt beispielsweise durch eine Veränderung der Körperlage der venöse Füllungsdruck zu – hier sprechen wir konkret vom Anstieg der Vorlast – werden die Ventrikel während der Diastole entsprechend stärker gefüllt. In der Folge wird die Herzmuskulatur stärker gedehnt, was bei gleichbleibender Herzfrequenz zu einer Verstärkung der Kontraktion mit Zunahme des Schlagvolumens führt (**Frank-Starling-Mechanismus**).

> Frank-Starling-Mechanismus (FSM):
> - *erhöhter* venöser Rückstrom → *erhöhtes* Schlagvolumen
> - *verminderter* venöser Rückstrom → *vermindertes* Schlagvolumen

Vorrangiges Ziel dieses autonomen Regelkreises ist es, die Kammertätigkeit an kurzfristige Druck- und Volumenschwankungen anzupassen und so zu gewährleisten, dass beide Ventrikel stets das gleiche Schlagvolumen pumpen. Zur Bedeutung des FSM wird oft folgendes anschauliches Beispiel herangeführt: Wenn das Schlagvolumen des rechten Ventrikels das des linken auch nur um einen Milliliter übertreffen würde, läge die Differenz der beiden Volumina schon nach einer Minute bei dann 60 Millilitern – eine Störung, die nach wenigen weiteren Minuten zu einem schweren Lungenödem führen würde!

In der klinischen Praxis steht die Vorlast für das enddiastolische Volumen und wird, was seine Aussagekraft für diagnostische Zwecke und therapeutische Konsequenzen betrifft, im Regelfall dem enddiastolischen Druck gleichgesetzt.

Kann der FSM wie z.B. bei systolischer Herzinsuffizienz nicht mehr ausreichend in diesem Sinne regulieren, so erhöht sich die Vorlast durch das dann nicht mehr zu kompensierende erhöhte enddiastolische Volumen (zu großer Volumenüberschuss als limitierender Faktor) und den erhöhten Füllungsdruck so stark, dass ein Lungenödem mit Dyspnoe entstehen kann. Bei einer diastolischen Herzinsuffizienz hingegen verschlechtert sich die diastolische Füllung, was zu einem venösen Blutrückstau führt (erniedrigte Elastizität der Ventrikel als limitierender Faktor).

> Vor- (und auch Nach-)lastsenker sind Diuretika, Nitrate, ACE-Hemmer und AT_1-Antagonisten sowie Levosimendan.

Nachlast

Die kardiale Nachlast (*afterload*) bezeichnet die Faktoren, die der Kontraktion der Ventrikelmuskulatur entgegenwirken und so schlussendlich den Blutauswurf ins Blutgefäßsystem limitieren. Der arterielle Blutdruck und die Gefäßsteifigkeit der Arterien sind die beiden Faktoren, die die Nachlast am stärksten beeinflussen; beide repräsentieren den **arteriellen peripheren Widerstand.** Eine arterielle Vasodilatation wirkt am stärksten nachlastsenkend.

> Nachlastsenker sind Calciumkanal-Blocker vom Dihydropyridin-Typ (z.B. Nifedipin), Betablocker sowie die bereits erwähnten Vorlastsenker Diuretika, Nitrate, ACE-Hemmer und AT_1-Antagonisten sowie Levosimendan.

Tabelle 3.1 fasst einige Kenngrößen der Vor- und Nachlast noch einmal zusammen.

3.1.2. Mechanische und elektrophysiologische Kriterien der Herztätigkeit

Inotropie

Die Inotropie bezeichnet die Einflussnahme von Pharmaka auf die Kontraktionsfähigkeit der Herzmuskulatur. Hierbei wird zwischen *positiver* (= Steigerung der Kontraktilität) und *negativer* Inotropie (Herabsenken der Kontraktilität) unterschieden. Eine positiv inotrope Wirkung kann z.B. durch eine Sympathikus-Aktivierung und die dadurch hervorgerufene Bindung von Katecholaminen an β_1-Rezeptoren (☞ Kap. 1.3.2.) bewirkt werden, wodurch eine Signalkette aktiviert wird. Eine wichtige Rolle spielen hier das bereits in Kapitel 1.2.2. erwähnte cyclische Adenosinmonophosphat (cAMP) und die Proteinkinase A (PKA). Die PKA-Aktivierung bewirkt über eine Phosphorylierung von Calcium-Kanälen eine Öffnung derselben, was wiederum einen verstärkten Calcium-Einstrom in die Myokardzellen zur Folge hat – ein ganz wesentli-

Parameter	Bestimmende Komponente	Indikator		Pharmakologisch beeinflussbar durch
		Lungenkreislauf	Körperkreislauf	
Vorlast	• enddiastolisches Volumen/ enddiastolischer Druck	zentraler Venendruck	pulmonalkapillärer Druck (PCWP)	• Diuretika • Nitrate • ACE-Hemmer und AT_1-Antagonisten • Levosimendan
Nachlast	• arterieller peripherer Widerstand • Gefäßsteifigkeit	Pulmonal-arteriendruck	Aortendruck	• Calciumantagonisten vom Dihydropyridin-Typ (z.B. Nifedipin) • Betablocker • Diuretika • Nitrate • ACE-Hemmer und AT_1-Antagonisten • Levosimendan

Tab. 3.1: Kenngrößen der Vor- und Nachlast. **PCWP**: *pulmonary capillary wedge pressure.*

cher molekularer Schlüsselmechanismus der Katecholaminwirkung. Dadurch steigert sich sowohl die maximale Kraft des Herzmuskels als auch die Druckanstiegsgeschwindigkeit ($\Delta P/\Delta t$) während der Anspannungsphase des Ventrikels. Negative Inotropie bedeutet dagegen eine Verringerung der Kontraktionskraft.

Positiv inotrop, also die Kontraktionskraft des Herzens steigernd, wirken z.B.

- Adrenalin
- Noradrenalin
- Dopamin
- Dobutamin
- Herzglykoside (Digoxin, Digitoxin)
- Theophyllin

Negativ inotrop, also die Kontraktionskraft des Herzens verringernd, wirken z.B.

- Betablocker
- Calciumkanal-Blocker vom Verapamil- und Diltiazem-Typ
- Procainamid
- Flecainid

Chronotropie

Die Chronotropie steht für die Frequenz von Aktionspotentialen im Sinusknoten und somit für die Herzfrequenz. Das vegetative Nervensystem (VNS) wirkt darauf über den Sympathikus frequenzsteigernd (*positiv chronotrop*) und über den Parasympathikus frequenzsenkend (*negativ chronotrop*; ☞ Kap. 1.3.3. und 1.3.4.).

Positiv chronotrop, also die Schlagfrequenz des Herzens steigernd, wirken z.B.

- Adrenalin
- Atropin
- Orciprenalin
- Theophyllin

Negativ chronotrop, also die Schlagfrequenz des Herzens senkend, wirken z.B.

- Betablocker
- Calciumkanal-Blocker vom Verapamil- und Diltiazem-Typ
- Digoxin
- Ivabradin

Ähnlich wie bei der Inotropie beschrieben bewirkt auch hier die Bindung von Katecholaminen an β_1-Rezeptoren die Aktivierung einer Signalkette. An deren Ende steht ein verstärkter Natrium-Einwärtsstrom, der die Spontandepolarisation von Zellen des Sinusknotens beschleunigt und so eine höhere Herzfrequenz bewirkt.

Bathmotropie

Die Bathmotropie steht für die Beeinflussung der Reizschwelle und damit der Erregbarkeit des Herzens. Endogen wird sie vor allem durch das vegetative Nervensystem reguliert.

Positiv bathmotrop, also die Erregbarkeit des Herzens steigernd, wirken z.B.

- Adrenalin
- Noradrenalin
- Herzglykoside (Digoxin, Digitoxin)

Negativ bathmotrop, also die Erregbarkeit des Herzens senkend, wirken z.B.

- Acetylcholin
- Lidocain

Dromotropie

Die Dromotropie (Adjektiv: dromotrop) bezeichnet die medikamentöse Beeinflussung der Erregungsleitung des Herzens. Positive Dromotropie bedeutet eine Beschleunigung, negative Dromotropie eine Verlangsamung der Erregungsleitung.

Lusitropie

Die Lusitropie bezeichnet die Beeinflussung der Fähigkeit des Myokards zur schnellen und vollständigen Erschlaffung und stellt damit den funktionellen Gegensatz zur Inotropie dar. Positive Lusitropie steht für eine Steigerung der Relaxationsfähigkeit, negative Lusitropie für eine entsprechende Absenkung. Auch hier spielen Signalketten und der Calcium-Transport eine wichtige Rolle.

3.2. Adrenalin

3.2.1. Grundlagen

Adrenalin (auch Epinephrin genannt, Struktur und Synthese ☞ Abb. 1.3) ist ein im Nebennierenmark gebildetes Hormon, das zudem auch im Zentralnervensystem vorkommt. Es vermittelt als Hormon eine Herzfrequenzsteigerung, einen Blutdruckanstieg durch Vasokontriktion und eine

Bronchodilatation. Durch Lipolyse und Glycolyse kann es eine rasche Bereitstellung von Energie bewirken. Auf die Durchblutung wirkt Adrenalin "zentralisierend" (Anstieg des zentralen Blutvolumens durch Kontraktion kleiner Blutgefäße) und hemmend auf die Magen-Darm-Tätigkeit. Als Stresshormon ist es außerdem maßgeblich an Flucht- oder Kampfreaktionen beteiligt.

Nach seiner Freisetzung wird Adrenalin im Körper relativ schnell wieder enzymatisch inaktiviert und abgebaut. Die Plasmahalbwertszeit beträgt bei intravenöser Gabe nur etwa 1 bis 3 Minuten. Am Abbau von Adrenalin sind speziell die Enzyme Catechol-O-Methyltransferase (COMT) und Monoaminooxidase (MAO) beteiligt.

3.2.2. Adrenalin als Pharmakon

Anwendungsgebiete

Adrenalin findet intravenös oder auch intraossär appliziert Verwendung in der Notfall- und Schocktherapie. Hier dient es der akuten Anhebung des Blutdruckes sowie der Anregung der Herzfunktion bei einem Herz-Kreislauf-Stillstand. Kann es aufgrund der eingeschränkten Zugangsmöglichkeiten beim Schock in der Peripherie nicht i.v. verabreicht werden, ist auch eine intramuskuläre Gabe möglich.

Ein weiteres Einsatzgebiet ist das der Anaphylaxie. Hier stehen für Patienten, die in der Vergangenheit bereits ein solches Ereignis durchgemacht haben, Adrenalin-Fertigspritzen (Pens) zur Verfügung, die von den Betroffenen mitgeführt und nach entsprechender Exposition und bei beginnender Symptomatik selbst appliziert werden können.

Zudem findet Adrenalin häufig Verwendung als Beimischung zu Lokalanästethika, um durch Vasokonstriktion Blutungen zu minimieren und eine Aufnahme des lokalanästhetischen Wirkstoffes ins Blut zu verhindern. Eine *off-label*-Anwendung ist als Antidot bei einer Überdosierung oder Intoxikation mit Betablockern denkbar.

Nebenwirkungen

Die Nebenwirkungen von Adrenalin entsprechen seiner Natur als potentes Sympathomimetikum (auch Sympathikomimetikum, Sympathikus-stimulierend). Die pharmakotherapeutische Anwendung von Adrenalin, vor allem beim kardialen Notfall, ist nicht ganz unumstritten und sollte nur durch erfahrene Ärzte erfolgen. Eine akute Herzinsuffizienz, Angina-pectoris-Anfälle bis hin zum Herzinfarkt sowie tachykarde Herzrhythmusstörungen bis hin zum Kammerflimmern und zum hyperdynamischen Herzstillstand sind unter einer Adrenalin-Anwendung möglich. Weitere Nebenwirkungen sind eine Hyperglykämie infolge der ausgelösten Glycolyse, eine Hypokaliämie und eine metabolische Azidose. Übelkeit, Erbrechen, Schwindel und Kopfschmerz können ebenso auftreten wie Ruhelosigkeit, Nervosität, Angst und Halluzinationen. Aufgrund des schlechten Nebenwirkungsprofils ist Adrenalin nur als Ultima ratio zu verwenden.

Beispiele für Produkte pharmazeutischer Anbieter

- Suprarenin® (Ampulle)
- Emerade®, Fastjekt®, Jext® (Fertigpens)

3.3. Noradrenalin

3.3.1. Grundlagen

Noradrenalin (auch Norepinephrin genannt, Struktur und Synthese ☞ Abb. 1.3) wirkt gleichermaßen als Neurotransmitter und Hormon. Als letzteres wirkt es vorwiegend an den Arteriolen, wo es zu einer Vasokontriktion und damit zu einer Blutdrucksteigerung führt. Die Vorsilbe "Nor-" geht auf die chemische Nomenklatur zurück und bezieht sich darauf, dass Noradrenalin im Vergleich zu Adrenalin keine Methylgruppe ($-CH_3$) an seiner Aminogruppe besitzt (vgl. Abb. 1.3). Die enzymatische Inaktivierung ist der des Adrenalins ähnlich.

3.3.2. Noradrenalin als Pharmakon

Anwendungsgebiete

Noradrenalin wird wie Adrenalin als Notfallmedikament in der Intensivmedizin verwendet. Verabreicht wird es intravenös. Es kommt beim anaphylaktischen, kardiogenen und septischen Schock sowie bei schweren hypotonen Kreislaufzuständen zum Einsatz. Hauptwirkung ist die akute Blutdruckanhebung.

Nebenwirkungen

Die Nebenwirkungen entsprechen weitgehend denen des Adrenalins. Die unerwünschten kardialen Wirkungen des Adrenalins sind hier weniger vordergründig. Die durch Noradrenalin bewirkte starke Vasokontriktion kann jedoch zu Ischämien und Nekrosen führen.

Beispiele für Produkte pharmazeutischer Anbieter

- Arterenol®

3.4. Dobutamin

3.4.1. Grundlagen

Dobutamin kommt im menschlichen Körper nicht vor. Es ist ein synthetisch hergestelltes Katecholamin und wirkt als Sympathikomimetikum. Die stimulierende Wirkung auf β_1-Rezeptoren ist dabei die entscheidende Wirkkomponente von Dobutamin. Zwar wirkt es auch auf α_1- (Vasokontriktion) und β_2-Rezeptoren (Vasodilatation), doch heben sich diese beiden Wirkungen gegenseitig auf. Der molekulare Wirkmechanismus ist auch beim Dobutamin eine erhöhte Verfügbarkeit von intrazellulärem Calcium, wodurch die Kontraktilität des Herzens zunimmt. Schlussendlich bewirkt Dobutamin dadurch eine Steigerung der Kontraktilität der Herzmuskelzellen (positive Inotropie, ☞ oben) und eine gering ausgeprägte Beschleunigung der Herzfrequenz (positive Chronotropie, ☞ oben). Damit wird das Herzzeitvolumen (HZV) erhöht, was eine Verbesserung der Durchblutung lebenswichtiger Organe zur Folge hat. Auch eine gering positiv lusitrope Wirkung (☞ oben) wird Dobutamin zugeschrieben.

Dobutamin wird intravenös infundiert. Seine Wirkdauer ist dabei ähnlich kurz wie die des Adrenalins (2-3 Minuten).

Dopaminrezeptoren werden durch Dobutamin *nicht* stimuliert.

3.4.2. Dobutamin als Pharmakon

Anwendungsgebiete

Die Anwendungsgebiete von Dobutamin sind eine akute Herzinsuffizienz und der kardiogene Schock. Es sollte dabei nur von im Umgang mit dem Wirkstoff erfahrenen Ärzten unter engmaschiger Überwachung von Blutdruck, Herzfrequenz und -rhythmus (EKG) appliziert werden. Intraoperativ kommt es zudem bei herzchirurgischen Eingriffen zum Einsatz. In der kardiologischen Diagnostik wird es im Rahmen der medikamentösen Belastungs-Echokardiographie eingesetzt.

Nebenwirkungen

Die Nebenwirkungen des Dobutamins stehen im Zusammenhang mit seiner selektiven Wirkung auf β_1-Rezeptoren, was sich in Form von Angina-pectoris-Anfällen und Rhythmusstörungen wie Tachykardien und Tachyarrhythmien sowie Extrasystolen bis hin zum Kammerflimmern manifestieren kann.

Beispiele für Produkte pharmazeutischer Anbieter

- Dobutrex®
- Inotop®

3.5. Dopamin

3.5.1. Grundlagen

Dopamin gehört ebenfalls zur Gruppe der Katecholamine. Es repräsentiert ein Zwischenprodukt der Adrenalin- und Noradrenalin-Synthese (☞ Abb. 1.3), hat aber eine eigene Funktion als wichtiger Neurotransmitter im zentralen Nervensystem. Die enzymatische Inaktivierung ist ähnlich der von Adrenalin und Noradrenalin.

Dopamin entfaltet seine Wirkung zum einen über Adrenozeptoren und zum anderen über spezifisch wirkende Dopamin-Rezeptoren (Subtypen D_1 bis D_5). Letztere sind vor allem für seine Rolle als Neurotransmitter bedeutsam, wo es an komplexen neurophysiologischen Vorgängen beteiligt ist. In der Laienpresse ist im Zusammenhang mit Dopamin oft vom sogenannten "Glückshormon" die Rede. Bekannt und relevanter sein dürfte seine Rolle beim Morbus Parkinson (Untergang dopaminerger Neurone in der Substantia nigra).

3.5.2. Dopamin als Pharmakon

Anwendungsgebiete, Nebenwirkungen und Präparate

Dopamin wirkt als Sympathomimetikum und wird ausschließlich intravenös verabreicht. Es spielte in der Vergangenheit vor allem eine Rolle als Mittel der Wahl bei drohendem Nierenversagen infolge einer Nierenmangeldurchblutung. Insgesamt wird Dopamin in der Intensivmedizin jedoch zunehmend zurückhaltender eingesetzt, da seine Nebenwirkungen komplexer und systemischer (neben Rhythmusstörungen u.a. auch immunsuppressive Wirkung und endokrinologische Störungen) ausfallen als die der vorab besprochenen Katecholamine. Es ist als Fertigarzneimittel (Infusionslösungskonzentrat) unter seinem generischen Namen im Handel.

3.6. Vasopressin

3.6.1. Grundlagen

Vasopressin, oft auch Antidiuretisches Hormon (ADH) oder Argipressin, seltener Adiuretin genannt, ist ein Polypeptid und wirkt als Effektorhormon bei der Regulation des Wasser- und Elektrolythaushalts. Es wird im Hypothalamus gebildet und gespeichert und in der Folge aus seinem Speicher, dem Hypophysen-Hinterlappen (Neurohypophyse), freigesetzt, was auch auf Oxytocin zutrifft.

Disulfidbindung (Cys–Cys)

Cys—Tyr—Phe—Gln—Asn—Cys—Pro—Arg—Cly—NH_2

Vasopressin

Abb. 3.1: Strukturformel von Vasopressin (Antidiuretisches Hormon, ADH).

In physiologischen Dosen wirkt Vasopressin *antidiuretisch*, also hemmend auf die Harnbildung und -ausscheidung. Es fördert die Wasserrückresorption aus den Sammelrohren und dem distalen Tubuluskonvolut der Nieren (V_2-Rezeptoren), was ihm die Bezeichnung "Antidiuretisches Hormon" eingebracht hat. Einmal mehr spielen auch bei diesen Vorgängen cAMP und Proteinkinase A eine wichtige Rolle.

Die Vasopressin-Freisetzung wird vor allem durch den osmotischen Druck des Blutplasmas reguliert, der mittels Osmorezeptoren im Gehirn und in der Leber registriert wird. Außerdem hat auch das extrazelluläre Volumen, das durch Barorezeptoren registriert wird, einen Einfluss auf die Vasopressinsekretion. Eine Erhöhung des osmotischen Druckes und eine Verminderung des Blutvolumens führen zu einer verstärkten Ausschüttung des Hormons, was in den Nieren eine verstärkte Wasserrückresorption zur Konsequenz hat. Vasopressin bewirkt so eine Verringerung des Harnvolumens und die Bildung eines konzentrierten Harns. Alkohol dagegen hemmt die Freisetzung von Vasopressin.

In höheren Dosen bewirkt Vasopressin eine Kontraktion der glatten Muskulatur der Blutgefäße (Bezeichnung "Vasopressin"!), die durch spezielle V_1-Rezeptoren vermittelt wird und einen Blutdruckanstieg zur Folge hat. Bei starkem Blutverlust und bei einem hämorrhagischem Schock wird es dabei verstärkt sezerniert, was in den Endothelien der Hirn- und Koronargefäße, ebenfalls V_1-Rezeptor-vermittelt, zur NO-Freisetzung führt und eine Vasodilatation bewirkt. Dadurch kommt es zu einer Umverteilung des Blutes zugunsten des Gehirns und des Herzens.

Diabetes insipidus

Beim sogenannten Diabetes insipidus kommt es entweder durch Fehlen bzw. unzureichende Vasopressin-Produktion aus unterschiedlichen Ursachen heraus (zentraler Diabetes insipidus) oder seltener durch einen Defekt in der Niere (renaler oder nephrogener Diabetes insipidus) zu einer deutlich vermehrten Wasserausscheidung mit den beiden Leitsymptomen Polyurie und Polydipsie. Der Glucosestoffwechsel ist im Regelfall nicht gestört. Die Urinausscheidung kann bis zu 20 Liter pro Tag betragen, und die betroffenen Patienten kompensieren dies durch entsprechend hohe Trinkmengen. Passiert dies nicht, kommt es zu einer erhöhten Konzentration von Natrium im Blut (Hypernatriämie), zur sogenannten hypertonen Dehydratation. Bei einem ADH-Mangel (zentraler Diabetes insipidus) kann das ADH-Analogon Desmopressin täglich substituiert werden und so die Symptome weitgehend beheben.

3.6.2. Vasopressin als Pharmakon

Anwendungsgebiete

Vasopressin wird als stark blutdrucksteigernde Substanz in der Notfall- und Intensivmedizin bei Patienten im Schockzustand parenteral eingesetzt.

Der zentrale Diabetes insipidus wird wie bereits erwähnt mit dem ADH-Analogon Desmopressin behandelt.

Nebenwirkungen

Die Nebenwirkungen von Vasopressin sind mannigfaltig und reichen von Abdominalschmerzen und Krämpfen über verschiedene Rhythmusstörungen bis hin zu Atemnot und Bronchospasmen.

Beispiele für Produkte pharmazeutischer Anbieter

Als Empressin® ist Vasopressin seit Herbst 2018 in 26 Ländern der EU als Behandlungsoption beim septischen Schock verfügbar, speziell bei der sogenannten katecholaminrefraktären Hypotonie.

Die Besonderheiten des klinischen Einsatzes von Vasopressin, speziell im Vergleich zu Katecholaminen sowie im Zusammenhang mit dem Phänomen des vasoplegischen Syndroms und dem Konzept der Dekatecholaminisierung, werden in den beiden folgenden Kapiteln noch im Detail besprochen.

3.7. Terlipressin

Terlipressin ist ein synthetisch hergestelltes Vasopressin-Analogon. Seine Wirkungen sind damit dem Vasopressin vergleichbar: Über V_2-Rezeptoren in der Niere reguliert es in physiologischen Konzentrationen über die Wasserrückresorption die Osmolalität des Blutes, in höheren Konzentrationen wirkt es V_1-Rezeptor-vermittelt arteriell vasokonstriktiv und damit blutdrucksteigernd.

Anwendungsgebiete

Von Bedeutung ist speziell seine Wirkung im Gastrointestinaltrakt bei Komplikationen einer Leberzirrhose. Dort beeinflusst es den Tonus glatter Muskelzellen im Sinne einer Gefäßverengung. In der Folge sinkt der Pfortaderdruck bei portaler Hypertension, wodurch das Risiko einer Ösophagusvarizenblutung vermindert wird. Eine leicht antidiuretische Wirkung ist ebenfalls vorhanden.

Nebenwirkungen

Die Nebenwirkungen entsprechen grosso modo denen des Vasopressins.

Beispiele für Produkte pharmazeutischer Anbieter

- Glycylpressin®
- Haemopressin®

3.8. Selepressin

Selepressin ist ein in Entwicklung befindliches synthetisch hergestelltes Vasopressin-Analogon. Es stellt einen neuartigen selektiven Vasopressin-V_{1A}-Rezeptoragonisten dar und soll keine relevante Wirkung auf V_2-Rezeptoren besitzen. Die gegenwärtigen Studien untersuchen speziell seine therapeutische Wirkung als potenter Vasopressor beim septischen Schock mit dem Ziel, bei dieser Schockform möglicherweise auf Noradrenalin verzichten zu können [1].

1. Russell JA, Vincent JL, Kjølbye AL, Olsson H, Blemings A, Spapen H, Carl P, Laterre PF, Grundemar L. Selepressin, a novel selective vasopressin V1A agonist, is an effective substitute for norepinephrine in a phase IIa randomized, placebo-controlled trial in septic shock patients. Crit Care 2017 Aug 15;21(1):213.

3.9. Angiotensin II

Angiotensin II ist ein Peptidhormon aus acht Aminosäuren und zählt zu den sogenannten Gewebshormonen. Im Renin-Angiotensin-Aldosteron-System (RAAS; ☞ Abb. 3.2), das eine maßgebende Rolle bei der Aufrechterhaltung des Blutdrucks und bei der Regulation des Wasserhaushalts spielt, nimmt es eine Schlüsselposition ein.

Das Renin-Angiotensin-Aldosteron-System (RAAS)

Die Biosynthese von Angiotensin II ist vereinfacht in Abb. 3.2 dargestellt. Ähnlich wie bei vielen anderen Hormonen wird Renin in geringen Mengen ständig an das Blut abgegeben. Verstärkt sezerniert wird es bei Druckabfall in den Vasa afferentia der Nieren, bei Erniedrigung des Blutvolumens und bei Abnahme der Natriumionen-Konzentration im Blutplasma. Von Angiotensinogen, einem in der Leber gebildeten Glycoprotein, spaltet Renin das inaktive Angiotensin I ab. Durch das Angiotensin-Converting-Enzym (ACE) vermittelt entsteht daraus das aktive Angiotensin II, das mit den sogenannten AT-Rezeptoren interagiert. Der AT_1-Rezeptor-Subtyp konnte bisher im Gefäßsystem, im Herz, im Gehirn, in Niere und Nebenniere sowie in Leber und Darm nachgewiesen werden. Entsprechend vielfältig sind die durch seine Aktivierung vermittelten Reaktionen des Körpers: In der glatten Muskulatur der Blutgefäße führt sie zu einer starken Kontraktion und damit zur Blutdrucksteigerung, in der Niere wird durch eine Konstriktion efferenter Blutgefäße die glomeruläre Filtrationsrate auf einem möglichst konstanten Niveau reguliert, in der Nebenniere wird die Aldosteron- und Adrenalin-Freisetzung stimuliert und in der Neurohypophyse schließlich die Vasopressin-Freisetzung. Aldosteron bewirkt einen Anstieg des Extrazellulärvolumens, eine Abnahme der Kalium-Konzentration sowie einen Anstieg des pH-Wertes im Blut und erfüllt damit wichtige Funktionen bei der Regulation des Blutdrucks, des Wasser- und Elektrolyt- sowie des Säure-Basen-Haushaltes.

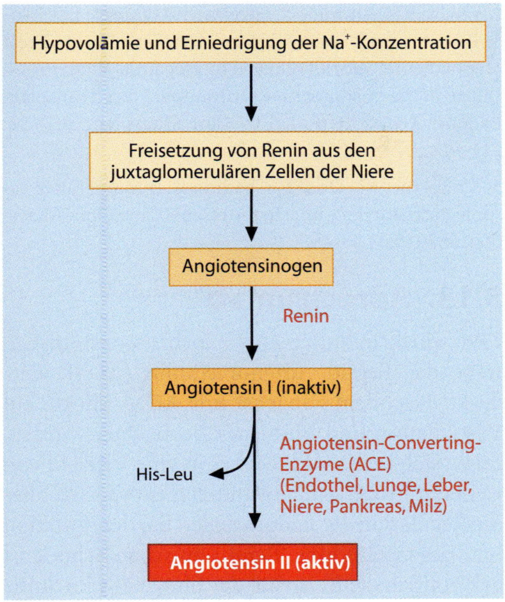

Abb. 3.2: Bildung von Angiotensin II aus Angiotensinogen und Angiotensin I. Modif. nach Hofmann E. Biochemie systematisch, 4. Auflage, UNI-MED Verlag AG, 2006.

Eine *chronische* Stimulation des AT_1-Rezeptors ist dagegen unerwünscht und pathologisch, da sie beispielsweise zu einer Hypertrophie des Herzmuskels führen kann. Auch chronisch erhöhte Aldosteron-Spiegel wirken sich infolge von Hypokaliämie, Alkalose und Hypertonie negativ auf den Körper aus.

Angiotensin II wird durch Proteasen des Blutplasmas und verschiedener Gewebe rasch abgebaut.

Pharmakologisch können diese akuten und chronischen Angiotensin II-Wirkungen auf den AT_1-Rezeptor durch ACE-Hemmer indirekt über eine Hemmung des Enzyms ACE und direkt durch AT_1-Rezeptorantagonisten, die sogenanten Sartane, unterdrückt werden. Mit Aliskiren existiert auch ein direkter Reninhemmer, doch ist dessen therapeutischer Stellenwert trotz Zulassung fraglich.

Am 27. Juni 2019 verabschiedete die *European Medicines Agency* (EMA) ein positives Gutachten mit der Empfehlung, die Genehmigung für das Inverkehrbringen des Arzneimittels Giapreza™ (Wirkstoff Angiotensin II-Acetat, 2,5 mg/ml Konzentrat zur Herstellung einer Infusionslösung) zur Behandlung der refraktären Hypotonie bei Erwachsenen mit septischem Schock oder anderen Formen des distributiven Schocks (☞ Kap. 4.3.2.) zu erteilen. Die häufigsten Nebenwirkungen sind thromboembolische Ereignisse, vorübergehende Hypertonie, Tachykardie und periphere Ischämie [1].

1. https://www.ema.europa.eu/en/medicines/human/summaries-opinion/giapreza

3.10. Levosimendan

Levosimendan ist ein sogenannter Calcium-Sensitizer, der für die Therapie der akuten Herzinsuffizienz entwickelt wurde (Markenname Simdax®). Der Begriff "Calcium-Sensitizer" wurde gewählt, weil die Myokardzellen durch die Bindung von Levosimendan an Troponin C empfindlicher ("sensitiver") auf die in der Systole ansteigenden Calcium-Spiegel reagieren. Dadurch wird die Kontraktionskraft der Herzmuskelzelle bei gleichbleibenden Calcium-Spiegeln erhöht: Es wirkt positiv inotrop.

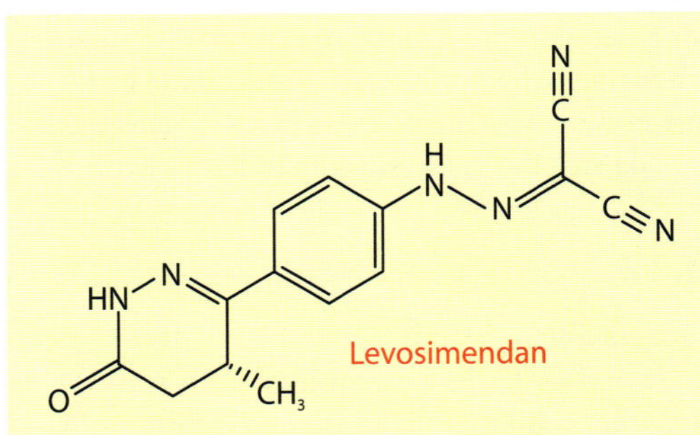

Abb. 3.3: Strukturformel von Levosimendan.

Zusätzlich entfaltet Levosimendan über die Öffnung ATP-sensitiver Kaliumkanäle in der glatten Gefäßmuskulatur eine vasodilatorische Wirkung in den Koronararterien und systemischen Gefäßen, wodurch es sowohl die Vor- als auch die Nachlast des Herzens reduziert. Da es in der Relaxationsphase des Herzens von seinem Wirkort abdiffundiert, hat es nicht nur keine negativ lusitrope Wirkung, sondern sogar einen leicht positiv lusitropen Effekt.

Angewendet wird Levosimendan bei der Kurzzeitbehandlung einer akut dekompensierten, schweren chronischen Herzinsuffizienz. Es darf nur stationär sowie von erfahrenen Ärzten angewendet werden.

Die häufigsten Nebenwirkungen sind eine Tachykardie, arterielle Hypotonie und weitere, unspezifische Effekte wie Kopfschmerzen, Schwindel, Übelkeit und Erbrechen sowie eine Hypokaliämie.

3.11. Milrinon

Milrinon ist ein sogenannter PDE-3-Hemmer, eine Untergruppe von Medikamenten aus der Gruppe der Phosphodiesterase-Hemmer. Durch Hemmung der Phosphodiesterase-3 (PDE-3) kommt es zur cAMP-Erhöhung, Proteinkinasen-Aktivierung und zur Phosphorylierung von Calciumkanälen. Dadurch nimmt der Calcium-Einwärtsstrom während der Plateauphase des Aktionspotentials zu, wodurch vermehrt Calcium aus dem sarkoplasmatischen Retikulum freigesetzt wird (positiv inotrope Wirkung). Da auch die Wiederaufnahme von Calcium in intrazelluläre Speicher (das eben erwähnte sarkoplasmatische Retikulum) beschleunigt wird, haben PDE-3-Hemmer zudem eine positiv lusitrope Wirkung.

Eingesetzt werden PDE-3-Hemmer zur Behandlung der akuten Herzinsuffizienz und des kardialen Schocks. Sie sind jedoch nur für eine Kurzzeitanwendung von nicht länger als 14 Tagen zugelassen, da sich die Wirkung allmählich abschwächt.

3.12. Methylenblau

Methylenblau (MB) ist ein Farbstoff, der vor allem als Mittel in der Färbetechnik und als Antidot bei toxischer Methämoglobinämie zum Einsatz kommt. Später zeigte sich, dass die Wirkung von Methylenblau als Enzymhemmer der löslichen Guanylatcyclase auch beim katecholaminrefraktären septischen Schock, speziell beim vasoplegischen Syndrom, von Nutzen sein könnte. Eine PubMed-Suche mit den Suchbegriffen "methylene blue vasoplegia" Anfang Februar 2019 ergab 82 Treffer, zumeist *Case Reports* oder Aussagen bezüglich potentiell möglicher Anwendungen, neben dem septischen Schock vor allem auch in der Kardiochirurgie [1-3]. Die Datenlage ist jedenfalls so inhomogen, dass zum gegenwärtigen Zeitpunkt eine Therapie mit Methylenblau allenfalls als Ultima ratio gerechtfertigt ist.

1. Booth AT, Melmer PD, Tribble B, Mehaffey JH, Tribble C. Methylene Blue for Vasoplegic Syndrome. Heart Surg Forum 2017;20:E234-E238.

2. Vilalva KH, Mumic FT, Silveira MRG, Mente ED, Evora PRB, Castro E Silva O. Use of Methylene Blue to Treat Hypovolemic Shock Followed by Ischemia-Reperfusion Injury in the Postoperative Orthotopic Liver Transplant Patient: A Case Report. Exp Clin Transplant 2018;16: 511-514.

3. McCartney SL, Duce L, Ghadimi K. Intraoperative vasoplegia: methylene blue to the rescue! Curr Opin Anaesthesiol 2018;31:43-49.

3.13. Adrecizumab

1993 wurde in humanem Phäochromozytom-Gewebe das Peptid Adrenomedullin (ADM) entdeckt. Nachdem zunächst nur ADM-Effekte auf Vasodilation und Blutdruck beobachtet wurden, zeigte sich recht bald, dass es in eine Vielzahl von weiteren Prozessen eingebunden ist, speziell über die Regulation der endothelialen Barrierefunktion und des Gefäßtonus. Beim septischen Schock ist bekanntlich die Integrität der Blutgefäße im Sinne einer sogenannten *vascular leakage* massiv gestört (☞ auch Abb. 4.1). Die ADM-Spiegel steigen dann und korrelieren sowohl mit dem Ausmaß der Vasodilatation als auch mit der Mortalität.

Hinter dem humanisierten monoklonalen Antikörper Adrecizumab steht das Wirkprinzip, dass dieser in der Lage ist, ADM zu binden, ohne dass dabei dessen biologische Aktivität blockiert wird. Die dadurch induzierten Effekte sollen dem Austritt von Flüssigkeit aus den Gefäßen entgegenwirken und den Blutdruck sowie die gesamte Kreislauffunktion des Körpers stabilisieren. Der Wirkstoff befindet sich gegenwärtig (September 2019) in je einer Phase II-Studie beim frühen septischen Schock [2] sowie beim kardiogenen Schock[3].

1. Geven C, Kox M, Pickkers P. Adrenomedullin and Adrenomedullin-Targeted Therapy As Treatment Strategies Relevant for Sepsis. Front Immunol 2018;9:292.

2. https://clinicaltrials.gov/ct2/show/NCT03085758. Abruf am 10.10.2019.

3. https://www.clinicaltrials.gov/ct2/show/NCT03989531. Abruf am 10.10.2019.

Der Schock als medizinischer Notfall

4. Der Schock als medizinischer Notfall

4.1. Definition und allgemeine Pathophysiologie des Schocks

Schon in Kapitel 1. wurde kurz darauf eingegangen, dass der Begriffsbezeichnung des Schocks in der Umgangssprache und in der Medizin zwei unterschiedliche Geschehnisse zugrunde liegen. Gegenstand dieser Monografie ist jedoch ausschließlich das Schockgeschehen, das im folgenden zunächst allgemein definiert werden soll. In der Folge wird dann je nach Pathogenese der einzelnen Schockformen differenzierter auf die Einzeldefinitionen, die Pathophysiologie und die Differentialtherapie eingegangen.

4.1.1. Definition

Unter einem Schock verstehen wir ein klinisches Syndrom, welches durch eine generalisierte mangelhafte Sauerstoffversorgung (Hypoxie) von Geweben charakterisiert ist. Durch Autoregulationsmechanismen des Körpers kommt es dabei zu einer verminderten kapillären Blutzirkulation und so zu einem gravierenden Missverhältnis zwischen Sauerstoffangebot und Sauerstoffbedarf in den Endorganen mit entsprechenden Schädigungen.

Wird dieser lebensbedrohende Zustand nicht umgehend erkannt und vor allem nicht zügig und effektiv behandelt, kann er unmittelbar in ein Kreislauf- und Stoffwechselversagen münden. Dieser Zustand kann in ein Multiorganversagen übergehen (☞ Kap. 4.3.2.4.), was unmittelbar oder im Verlauf zum Tod führen kann.

4.1.2. Zentralisation des Kreislaufs

Allen Formen des Schocks, unabhängig von ihrer Ursache, ist gemeinsam, dass der Körper primär versucht, insbesondere die Durchblutung vitaler Organsysteme sicher zu stellen. Wie bereits in den Kapitel 1. und 2. ausgeführt, verfügt der menschliche Organismus über einige effektive Kompensationsmechanismen, bei denen Neurotransmitter und Hormone (☞ Kap. 1.3.1.), gesteuert über das vegatative Nervensystem, in bestimmten Grenzen die Homöostase der lebenswichtigen Funktionen des Körpers wie Herz-Kreislauf, Atmung und Verdauung/Stoffwechsel aufrecht erhalten können. Eine das übliche Maß der physiologischen Regulierung (beispielsweise bei einem Lagewechsel des Körpers wie beim Aufstehen) übersteigende Aktivierung arterieller Baro- oder venöser Volumenrezeptoren (beispielsweise bei einem Volumenverlust infolge einer größeren Blutung) bewirkt die deutlich verstärkte Ausschüttung von Katecholaminen (☞ Kap. 1.3.1.1.). Neben der β-adrenerg vermittelten Tachykardie kommt es dadurch an peripheren Gefäßen mit hohem Besatz an α_1-Rezeptoren (Splanchnikusgebiet, Nieren, Haut, Muskulatur) zu einer Vasokonstriktion. Davon weniger oder gar nicht betroffen sind das Gehirn, der Koronarkreislauf und die Lungen. Die Folge ist eine Umverteilung des verminderten Herzzeitvolumens zugunsten von primär lebenswichtigen Organen.

Für die Vitalfunktionen des Körpers – Herz-Kreislauf, Atmung und die autonome Steuerung durch das Gehirn – sind diese Mechanismen zwar sinnvoll, doch kann diese Notfallreaktion die Homöostase nur für kurze Zeit normalisieren. Denn nun greifen die Folgen der Gewebshypoxie in das Geschehen ein. Bei länger anhaltendem Schock kommt es in den minderperfundierten Geweben zur Azidose (Ansäuerung), was in den präkapillären Arteriolen zu einer Vasodilatation führt, während die Konstriktion der postkapillären Venolen anhält (☞ Abb. 4.1 Zustand C). Die Ursachen dafür sind vielfältig, dominierend ist jedoch die zunehmende Unempfindlichkeit der Arteriolen gegenüber Katecholaminen. Es resultiert eine **Aufhebung der Zentralisation** mit "Versacken" des Blutes, Ödembildung, starkem Abfall des Blutdrucks und Folgen für den Stoffwechsel (☞ Kap. 4.1.2.1. unten) und die Hämostase (☞ Kap. 4.1.2.2. unten).

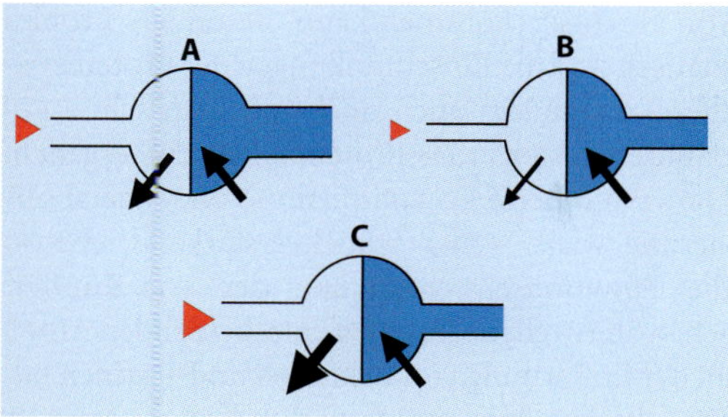

Abb. 4.1: Grob vereinfachte Darstellung von Durchblutung und Flüssigkeitsaustausch innerhalb der Endstrombahn minderperfundierter Gewebe im Schock. Der Kapillarbereich ist als Kreis dargestellt, der venöse Anteil blau, die Stärke zugeordneter Pfeile symbolisiert die relative Rate des Flüssigkeitsstroms. Modif. nach Till U. Pathophysiologie/Pathobiochemie systematisch, 1. Auflage, UNI-MED Verlag AG, 1999.
A = **Normalzustand**: Ausgeglichener Flüssigkeitsaustausch zwischen Kapillaren und Interstitium.
B = Schock mit Zentralisation: Durchblutungsdrosselung im unbegünstigten Bereich über α-adrenerg vermittelte Konstriktion von Arteriolen und Venolen. Der Flüssigkeitsaustausch ist nun etwas zugunsten der -aufnahme in die Kapillare verschoben.
C = Schock in der Phase der Dekompensation: Die Arteriolenkonstriktion wird aufgehoben und geht zunehmend in eine Dilatation über, wobei die Venolenkonstriktion annähernd erhalten bleibt. Es resultieren starke Flüssigkeitsverluste in das Interstitium (→ Ödeme), eine Viskositätserhöhung des Blutes und ein verzögerter venöser Abstrom = *Prästase*.

4.1.2.1. Folgen für den Stoffwechsel

Die schon erwähnte Katecholaminausschüttung führt über eine Erhöhung des zellulären cAMP-Spiegels (☞ Kap. 1.2.2.) über eine Aktivierung von Phosphorylase und Lipasen zur Freisetzung schnell metabolisierbarer Substrate wie Glucose bzw. freie Fettsäuren. Über einen längeren Zeitraum wirkt diese katabole Stoffwechsellage jedoch weiter schockverstärkend: Die überwiegende Nutzung von Fettsäuren zur Energiegewinnung steigert den O_2-Verbrauch des ohnehin minderversorgten Gewebes, was die hypoxische Schädigung weiter voranschreiten lässt. Der Abfall des pH-Wertes in den minderperfundierten Bereichen (Azidose) wird durch die Akkumulation saurer Metabolite (Lactat, Ketonkörper) ebenfalls weiter verstärkt, was mikrozirkulatorisch die schon erwähnte Arteriolendilatation zur Folge hat.

Auch der gesteigerte Proteinabbau hat Folgen, indem er sich durch einen Abfall von Plasmaproteinen wie Immunglobulinen, Gerinnungsfaktoren, und Proteinaseinhibitoren ungünstig auf die Abwehrsituation des Körpers auswirkt. Die gesteigerte Harnstoff- und Creatininausscheidung belastet in der Folge die Nieren, deren Leistungsfähigkeit auf Grund der schockbegleitenden Kompensationsmechanismen und Hämostasestörungen ohnehin schon eingeschränkt ist.

4.1.2.2. Folgen für die Hämostase und Gerinnung

Die disseminierte intravasale Koagulopathie (DIC)

Eine schwere Komplikation von Schockzuständen verschiedener Ursache ist die sogenannte **disseminierte intravasale Koagulopathie** (abgekürzt engl. DIC) oder auch **Verbrauchskoagulopathie**. Sie ist Folge der Schädigung, Mediator-Freisetzung und Aktivierung plasmatischer Proteinasekaskaden in den durch die Zentralisation minderperfundierten Bereichen.

Die disseminierte intravasale Koagulopathie (DIC) ist charakterisiert durch den zunächst gesteigerten Verbrauch von plasmatischen Gerinnungsfaktoren und Thrombozyten und den anschließenden Mangel dieser Komponenten.

Durch Hypoxie, Azidose, Antigen/Antikörper-Komplexe (anaphylaktischer Schock), Endotoxine (septischer Schock), Proteinasen (traumatischer und septischer Schock) u.a. kommt es infolge von Endothelschäden zu einer intravasalen Aktivierung der Gerinnung und damit zur Thrombozytenadhäsion und -aggregation. Hier beschreibt der Begriff der Verbrauchskoagulopathie den nun vorliegenden Zustand recht treffend:

- zunächst die pathologische *Aktivierung* der Gerinnung mit Mikrothrombosierung der Endstrombahn durch abgelagertes Fibrin und Thrombozytenaggregate
- anschließend die Blutungsneigung durch den nun eingetretenen *Mangel* an Gerinnungsfaktoren und
- schlussendlich die Defibrinierung

Die Fibrinablagerungen kommen fatalerweise besonders in stark kapillarisierten Organen wie der Niere, der Lunge und der Leber vor. Die resultierenden Zirkulationsstörungen sind entscheidend für das Versagen dieser Organe im refraktären Schock. Weitere Ursachen sind die durch die Zentralisation bedingte hypoxische Schädigung sowie die Freisetzung von hochreaktiven Sauerstoffradikalen und Proteinasen.

Schockniere

Die Verlegung von Tubuli, Tubuluszellnekrosen und ein interstitielles Ödem sind morphologischer Ausdruck der Nierenschädigung. Zur Funktionseinschränkung tragen zudem die gesamte Stoffwechselsituation und die durch eine Renin-Freisetzung (☞ Kap. 3.9.) weiter verstärkte Arteriolokonstriktion bei – es kommt zum Nierenversagen und zum Urämiesyndrom.

Schocklunge

Hämodynamisch kommt es trotz der Mechanismen der Kreislaufzentralisation – die Kompensation ist ja kein kompletter Ausgleich! – auch in der Lunge zu einer Verminderung der Durchblutung. Das intrapulmonale Volumen und auch der Pulmonalarteriendruck können – je nach kardialer Funktion – auch erhöht sein. Durch die nun folgenden strukturellen Veränderungen (Kapillarverschlüsse, Atelektasen, Ödembildung, Einblutungen in Alveolen und Auskleidung mit sogenannten hyalinen Membranen) kommt es zu einer arteriellen Hypoxie, zur Verminderung der Lungendehnbarkeit und zu einer Zunahme des Atemwiderstands. Oftmals entwickelt sich daraus eine Bronchopneumonie mit Ateminsuffizienz und Lungenödem. An dieser Stelle ist auch das Krankheitsbild des ARDS (*Acute Respiratory Distress Syndrome*) zu nennen, das aber auch ohne Schock auftreten kann; so beispielsweise durch eine direkte Lungenschädigung infolge einer Rauchgasinhalation, eine schwere infektiöse Pneumonie oder auch durch Aspiration von Mageninhalt und sogenanntes "Beinahe-Ertrinken".

Schockleber

Auch hier steht die primäre Minderdurchblutung (über die A. hepatica und die V. portae) infolge der Zentralisation des Kreislaufs an Anfang der folgenden Kausalkette, wodurch es zur hypoxischen Schädigung des Lebergewebes und zur Bildung von Nekrosen kommen kann. Besonders Problematisch sind die Einschränkungen der Proteinsynthese, die zudem auch noch mit dem schon genannten gesteigerten Proteinabbau einhergehen. Die verminderte Lactataufnahme und -metabolisierung wirkt weiter schockverstärkend, ebenso die Funktionseinschränkung der von-Kupffer' schen Sternzellen, die einen entscheidenden Anteil an der Entfernung von Bakterien und Toxinen haben, die aus dem minderperfundierten Darm in den Pfortaderkreislauf gelangen.

Diagnostik und Therapie der DIC

▶ Diagnostik

Die Entstehung einer DIC ist nicht schockspezifisch. Sie kann durch eine Vielzahl von schweren Grunderkrankungen und spezielle Situationen begünstigt werden, so zum Beispiel durch Infektionen, Tumorlyse bei Malignomen, ausgedehnte Nekrosen (Pankreatitis, Verbrennungen), massive gramnegative Endotoxin-Einwirkung (Meningokokken-Sepsis und Waterhouse-Friderichsen-Syndrom), Schlangengifte, geburtshilfliche Komplikationen und Schwangerschaftskomplikationen (Präeklampsie/Eklampsie) sowie auch durch chirurgische Eingriffe (Freisetzung großer Mengen an Prothrombinaktivatoren bei Prostata-, Lungen- und Pankreas-OPs).

Gerinnungsdiagnostisch verwertbar sind die folgende bei einer DIC eintretenden pathologischen Veränderungen:

- Thrombozytopenie (<150.000/µl)
- *Verlängerung* der partiellen Thromboplastinzeit (PTT)
- *Verringerung* des Quick-Werts bzw. der *International Normalized Ratio* (INR, Standardisierung des Quick-Werts)
- *Verringerung* von Antithrombin III (heute oft auch nur Antithrombin [AT] genannt)
- *Verbrauch* von Fibrinogen und weiteren Gerinnungsfaktoren

Lösliche Fibrinmonomere präsentieren den Status einer Hyperkoagulabilität und so den einer akuten Gefährdung durch eine DIC als eines der frühesten Produkte. Sind zudem auch die sogenannten D-Dimere, ein Fibrinspaltprodukt, erhöht, besteht bereits eine reaktive Hyperfibrinolyse.

▶ Therapie

Die kausale Therapie der Ursachen, die zu einer DIC geführt haben, steht je nach Pathogenese immer im Vordergrund. Die entsprechenden Details werden in Kap. 4.3. bei den einzelnen Schock-Formen besprochen.

Da bei der frühen Phase einer DIC die Mikrozirkulationsstörungen mit nachfolgenden Funktionsstörungen der Organe Leber, Lunge und Niere im Vordergrund steht, ist die **Heparinisierung** hier als Therapie der Wahl anzusehen. Eine sich manifestierende Thrombozytopenie stellt den Therapeuten vor die besondere Herausforderung, sorgfältig und unter Einbeziehung aller ihm zur Verfügung stehenden diagnostischen und klinischen Daten zwischen dem Risiko einer weiteren Mikrozirkulationsstörung und dem einer erhöhten Blutungsneigung abzuwägen. So kann man in dieser Situation die Heparinisierung moderater vornehmen, um das Blutungsrisiko durch Heparingabe nicht übermäßig zu steigern. Generell jedoch ist die Heparingabe selbst bei klar definierter früher Phase der DIC keine unumstrittende Methode, und ein Nachweis, dass dadurch die Prognose *quoad vitam* verbessert werden kann, steht bis heute aus.

Bei einem weiteren Abfall der Thrombozytenzahlen und fortschreitender intravasaler Gerinnung steht die Stabilisierung letzterer im Vordergrund. Hier wird intensivmedizinisch mit der individuell abgestimmten Gabe von

- Antithrombin-III-Konzentraten
- Prothrombin-Konzentrat (PPSB, ein Blutprodukt mit den Vitamin K-abhängigen Gerinnungsfaktoren II [Prothrombin], VII [Prokonvertin], X [Stuart-Prower-Faktor] und IX [Antihämophiler Faktor B])
- Fibrinogen-Konzentraten
- gefrorenem Frischplasma (*Fresh Frozen Plasma*, FFP)
- Blut bzw. Erythrozyten-Konzentrate (wegen einer häufig einhergehenden Anämie) und Thrombozyten-Konzentraten

ein weites Spektrum an entsprechend wirksamen Substanzen eingesetzt. Rekombinantes aktiviertes Protein C wird wegen aufgetretener Blutungskomplikationen und einer schlussendlich nicht erwiesenen Wirksamkeit nicht mehr als Gerinnungsinhibitor eingesetzt. Bezüglich der Antifibrinolytika Tranexamsäure (TXA), des Proteaseinhibitors Aprotinin und ε-Aminocapronsäure ist die Datenlage bei dieser Indikation widersprüchlich.

4.2. Diagnostik bei fraglichem Schockgeschehen

Die Diagnostik von Schockzuständen besteht zum einen aus dem Erkennen der Ursache und zum anderen aus der Wahrnehmung der klinischen Symptome und des klinischen Bild des jeweils vorliegenden Schocks.

Im Rahmen einer ersten diagnostischen Einschätzung werden, sofern möglich, die üblichen Basiskomponenten einer Diagnostik erhoben. Dazu gehören die Anamnese, das klinisches Bild mit den Herz-Kreislauf-Parametern Herzfrequenz und Blutdruck sowie ergänzende Untersuchungen wie ein EKG und die Bestimmung diverser Laborparameter (Elektrolytstatus, kleines Blutbild, Gerinnungsanalyse, Kreatinin, Harnstoff) sowie des Sauerstoffgehaltes des Blutes (Blutgasanalyse oder Pulsoxymetrie). Die Messung des ZVD (zentraler Venendruck) gilt im Zusammenhang mit einem Schockgeschehen als umstritten, kann aber durch Analyse der Pulskurve und der Verlaufswerte wichtige ergänzende Informationen zur hämodynamischen Situation eines Patienten geben und sollte kontinuierlich durchgeführt werden.

Ähnlich wie bei der Diagnostik einiger anderer pathologischen Veränderungen (z.B. der ABCDE-Regel beim malignen Melanom) kann man sich bei der Diagnostik der wichtigsten Komponenten des Schockgeschehens ebenfalls an der Buchstabenfolge ABCDE orientieren [4] (☞ auch Kap. 4.3.1.4. ATLS-Score).

■ A – *Airway*

- Atemwege frei und sicher oder verlegt? HWS-Trauma?
- Schaukelatmung
- klosige Sprache
- Zyanose

> Können die (oberen) Atemwege als frei und sicher beurteilt werden, kann mit der diagnostischen Beurteilung des Patienten im Punkt B fortgefahren werden. Ist das nicht der Fall (Atemwege verlegt und/oder angeschwollen), erfordert dies ein sofortiges Handeln nach dem Leitsatz "*treat first what kills first*".

B – *Breathing*

- Atemfrequenz, Atemtiefe, Atemmuster
- Tachypnoe
- Giemen
- verminderte Sauerstoffsättigung
- abgeschwächtes Atemgeräusch
- (Spannungs-)Pneumothorax

C – *Circulation*

- arterielle Hypotonie
- Volumenverlust
- Tachykardie
- verlängerte Rekapillarisierungszeit (>2 Sekunden, ☞ Abb. 4.2)

D – *Disability*

- Unruhe, Angst und Apathie
- Bewustseinstrübung, -verlust

E – *Exposure*

- blass-grau wirkende, feuchte Haut
- Fieber

> Pathognomonisch für das klinische Bild des Schocks ist die Kombination aus
> - erniedrigtem systolischen Blutdruck (RR_{syst} <90 mmHg) und
> - erhöhter Herzfrequenz (HF >100/min)

Man bezeichnet diesen Zustand auch als *Pulsus celer et parvus* (Puls mit hoher Anstiegssteilheit und niedriger Amplitute). Berücksichtigt werden müssen dabei auch spezielle Begleitumstände wie eine zuvor bestehende arterielle Hypertonie, unter der dann möglicherweise noch relativ normotone systolische Blutdruckwerte gemessen werden können, oder auch eine bestehende Betablocker-Therapie, unter der die Herzfrequenz unter Umständen ebenfalls nur moderat ansteigen kann. Weitere klinische Zeichen, die im Frühstadium jedoch auch fehlen können, sind

- eine blass-grau wirkende und feuchte Haut (mit der wichtigen Ausnahme des septischen Schocks in der hyperdynamen Phase)
- Unruhe, Angst und Apathie, in späteren Phasen dann Somnolenz und Koma

Unter stationären Bedingungen kann der sogenannte *Acute Physiology And Chronic Health Evaluation*-Score, kurz APACHE-Score, zum Einsatz kommen, der zwar recht zuverlässige Prognosen erlaubt, aber sehr aufwändig ermittelt werden muss. Mittlerweile existieren davon mehrere Fassungen (APACHE I bis III, als deutschsprachiges Beispiel z.B. abrufbar unter http://www.intensiv-careunit.de/download/apache2.pdf). Weitere Risiko-Scores sind der *Simplified Acute Physiology Score* (SAPS) II und der TISS 28. Die **Blutgasanalyse**, bei der im arteriellen Blut der pH-Wert, der Sauerstoff- und der Kohlenstoffdioxid-Partialdruck, Sauerstoffsättigung, das tatsächliche und das Standard-Bicarbonat sowie der Basenüberschuss ermittelt werden, stellt einen weiteren wichtigen Bestandteil der klinischen Diagnostik dar. Einzelheiten dazu finden sich in Tab. 4.1.

Parameter	Abkürzung	Normwerte	Abweichungen
pH-Wert	pH	7,35 bis 7,45	• <7,35 = Azidose • >7,45 = Alkalose
Sauerstoff-Partialdruck	pO_2	• 75 bis 97 mmHg • 10 bis 12,9 kPa	
Kohlenstoffdioxid-Partialdruck	pCO_2	• 35 bis 45 mm Hg • 4,6 bis 6,0 kPa	• unter Normbereich = Hypokapnie • über Normbereich = Hyperkapnie
Sauerstoffsättigung	s_aO_2	95 bis 99 % #	
Bicarbonat aktuell	HCO_3(act)	21 bis 26 mmol/l	
Standard-Bicarbonat+	HCO_3(std)	23 bis 27 mmol/l	
Basenüberschuss*	BE	0 ± 2...3 mmol/l	

Tab. 4.1: Bei der Blutgasanalyse bestimmte Parameter, gemessen in arteriellem Blut.
Messung auch nichtinvasiv mittels Pulsoxymetrie möglich
+ Standard: Bicarbonat-Wert bei 37 °C Körpertemperatur, CO_2-Partialdruck 40 mmHg und 100 % O_2-Sättigung
* auch Basenabweichung oder Basenexzess genannt

Eine in der Rettungsmedizin und/oder von Ersthelfern angewendete Methode zur orientierenden Feststellung der peripheren Durchblutungssituation ist die sogenannte Fingernagelprobe (auch Rekap-Probe). Sie bietet zwar nur eine grob orientierende Überprüfung der peripheren Durchblutung und der aktuellen Kreislaufsituation, ist jedoch äußerst einfach und zügig durchführbar (☞ Abb. 4.2).

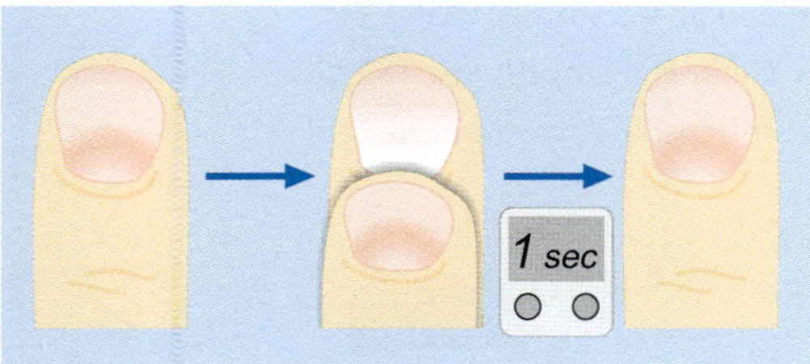

Abb. 4.2: Fingernagelprobe: Der Nagel wird kurz in sein Nagelbett gedrückt, das sich durch die Verdrängung von Blut aus den Kapillaren weißlich verfärbt. Ist nach dem Loslassen die Zeit bis zur Wiedereinfärbung (Rekapillarisierung) länger als eine Sekunde, liegt eine Mangeldurchblutung vor.

Auch der sogenannte **Schockindex** dient der grob orientierenden Überprüfung der aktuellen Kreislaufsituation, speziell beim hypovolämischen Schock (☞ Kap. 4.3.1.). Hierbei dividiert man einheitenlos den Zahlenwert der Pulsfrequenz durch den des systolischen Blutdruckes. Bei einer normalerweise vorliegenden Ruhepulsfrequenz von z.B. 60/min und einem RR_{syst} von 120 mmHg läge der Schockindex bei 0,5. Ein Wert von >1 legt das Bestehen eines manifesten Schocks nahe.

Rolle der Notfallsono- und -echokardiographie

Echokardiographische Untersuchungen, speziell die transthorakale Echokardiografie (TTE), haben sich zu einem festen Bestandteil der modernen Intensivmedizin entwickelt. Neben den Indikationen der Notfallechokardiographie bei bestimmten Verdachtsdiagnosen kardiovaskulärer Erkrankungen wird die Echokardiographie zur Differenzierung von Schockformen eingesetzt [1, 2]. Mit einer fokussierten kardialen Untersuchung erhält man schnell entscheidende Informationen, um die The-

Diagnostischer Status vor Untersuchung	Befunde bei der kardialen Notfallsonographie oder Notfallechokardiographie	Schockform
• Volumenmangel • verringertes Herzzeitvolumen	• hyperdynamer linker Ventrikel • *Kissing papillaries* (☞ Text) • schmale V. cava inferior	Hypovolämischer Schock – Blutung
• linksventrikuläres Volumen erhöht oder erniedrigt • erhöhtes Herzzeitvolumen	• gute linksventrikuläre Funktion • hyperdynamer linker Ventrikel • schmale bzw. kollabierende V. cava • schmale V. cava inferior	Septischer bzw. anaphylaktischer Schock
• verringerte linksventrikuläre Ejektionsfraktion • regionale Wandbewegungsstörungen • verringertes Herzzeitvolumen • Klappendefekte	• reduzierte linksventrikuläre Funktion • linksventrikuläre regionale Wandbewegungsstörungen • Ventrikelseptumdefekt • Aortenklappeninsuffizienz • Mitralklappeninsuffizienz • Perikarderguss	Kardiogener Schock
• Kompression • Perikarderguss • rechtsventrikuläre Dilatation	• Rechtsherzdilatation • Stauung V. cava inferior • Perikarderguss • linksventrikuläre Obstruktion	Obstruktiver Schock – Lungenembolie

Tab. 4.2: Bedeutung der echokardiographischen Notfalldiagnostik zur Differenzierung der verschiedenen Schockformen. Tabelle modif. nach graphischer Darstellung in [1].

rapie bei hämodynamischer Instabilität zu steuern [3].

Die Tab. 4.2 zeigt auf, wie die echokardiographische Notfalldiagnostik zur Differenzierung der verschiedenen Schockformen beitragen kann. Entscheidend ist nicht die vollständige systematische Untersuchung des Herzens, sondern die Orientierung an wichtigen und häufigen Ursachen der hämodynamischen Instabilität, wobei man sich auf das Akquirieren und die visuelle Beurteilung von 2D-Bildern sowie den M-Mode beschränkt [3]. Neben der nichtinvasiven transthorakalen Echokardiografie (TTE) kann bei unzureichendem Informationsgewinn oder unzugänglichem Thorax ergänzend auch die semiinvasive transösophageale Echokardiographie (TEE, "Schluckecho") zum Einsatz kommen.

Ein transthorakaler Untersuchungsablauf beinhaltet sinnvollerweise die folgenden fünf Standardschnitte (sogenannte WINFOCUS-Standardschnitte; ☞ Abb. 4.3):

- parasternal lange Achse (PLAX)
- parasternal kurze Achse auf Papillarmuskelebene (PSAX)
- apikal 4-Kammer (AP4CH)
- subkostal lange Achse (SLAX)
- subkostal V. cava inferior (SIVC)

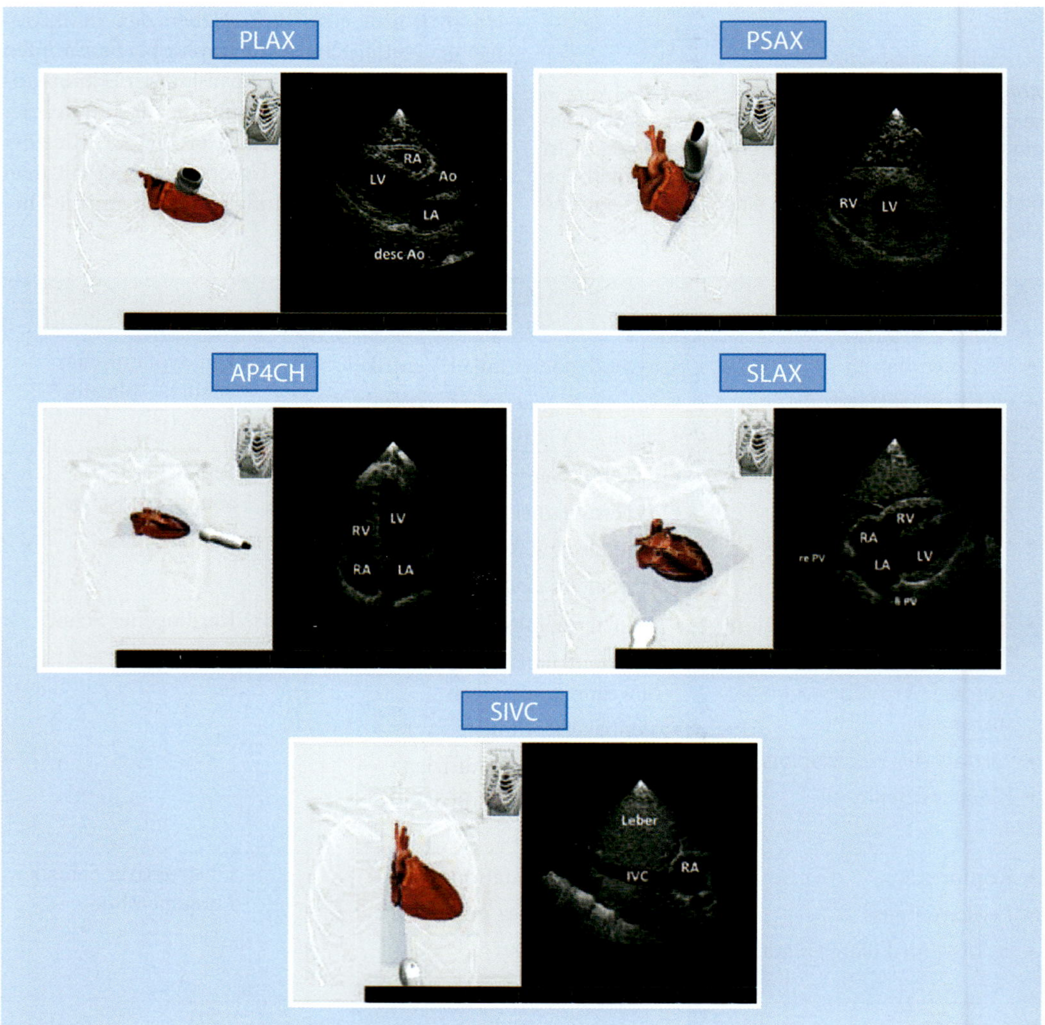

Abb. 4.3: Standardschnitte beim transthorakalen Untersuchungsablauf. Modif. nach [3].

Der transösophageale Untersuchungsablauf beinhaltet folgende Standardschnitte (CAVE Kontraindikationen und Komplikationsrisiko von ca. 0,2-2 %; ☞ Abb. 4.4):

- transgastrischer mittpapillärer Kurzachsenschnitt (TGmidSAX)
- mittösophagealer 4-Kammerblick (ME4CH)
- mittösophagealer 2-Kammerblick (ME2CH)
- mittösophagealer Längsachsenschnitt (MELAX)
- mittösophagealer rechtsventrikulärer Einfluss/Ausfluss-Trakt-Schnitt (MERV *inflow-outflow)*

Zu den wichtigsten klinischen Fragestellungen, die durch eine TTE und gegebenenfalls eine ergänzende TEE möglichst beantwortet werden sollen, zählen

- die globale/linksventrikuläre (LV) systolische Pumpfunktion
  Der visuellen Einschätzung der Pumpfunktion, die sich an der Größe und dem Kontraktionsverhalten der jeweiligen Ventrikel orientiert, kommt dabei eine entscheidende Bedeutung zu. So lässt sich in den meisten Fällen anhand weniger Schnitte eine Aussage über die zugrundeliegende Pathologie einer neu aufgetretenen hämodynamischen Instabilität treffen [3].

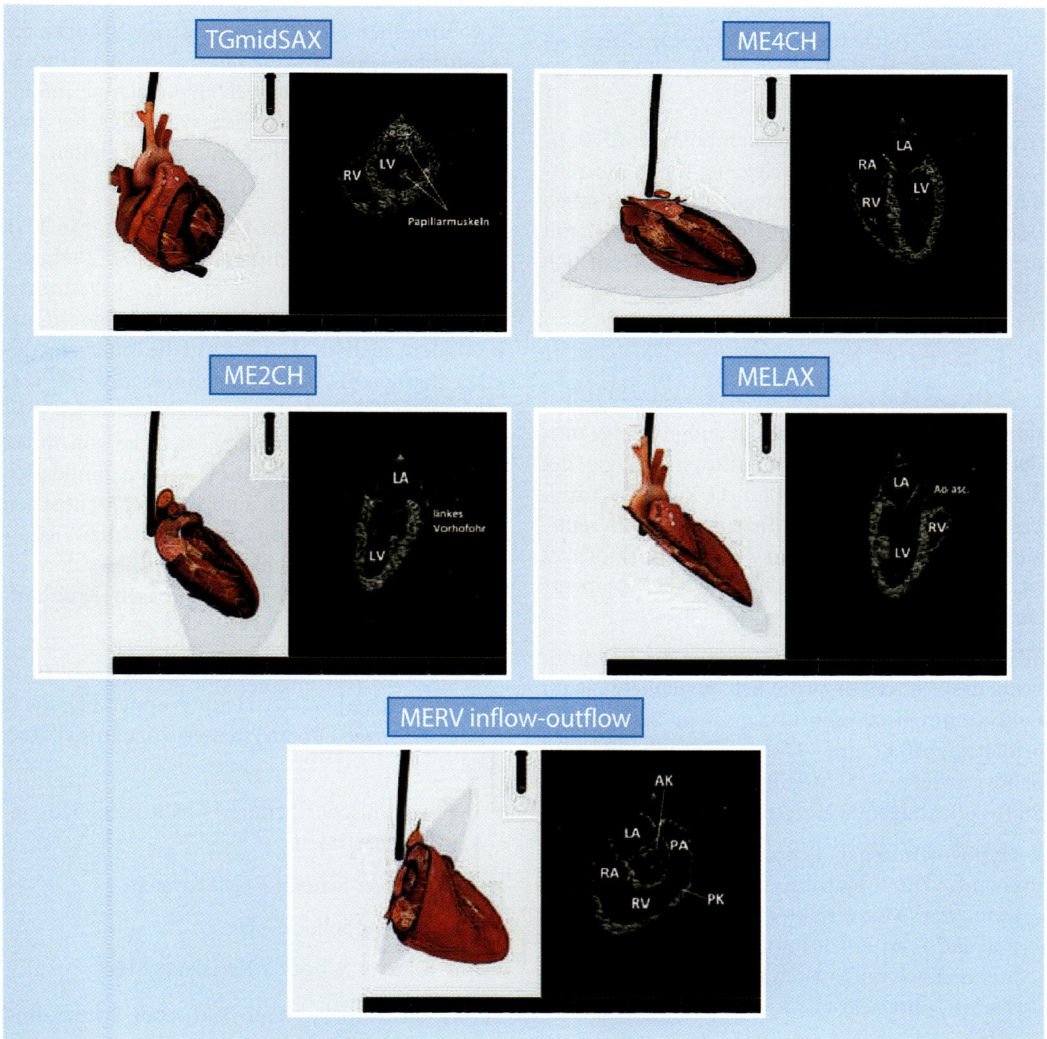

Abb. 4.4: Standardschnitte beim transösophagealen Untersuchungsablauf. Modif. nach [3].

- die rechtsventrikuläre (RV) systolische Funktion
  Der RV wird in erster Linie untersucht, um eine systolische Funktionseinschränkung zu detektieren und um zwischen einer Druck- oder Volumenbelastung des pulmonalarteriellen Systems zu differenzieren.
- der kardiale Volumenstatus
  - Ist das normale Größenverhältnis RV zu LV (0,6 : 1) nicht gegeben, liegt entweder eine Hypervolämie rechtsseitig (eher starres Vorhofseptum) oder eine Hypovolämie linksseitig (systolische Bewegungsamplitude des Vorhofseptums) vor.
  - Phänomen der sogenannten "*kissing papillary muscles*" (Sich-Berühren der beiden Papillarmuskeln am Ende der Systole): Hinweis auf linksseitige Hypovolämie

Auch eine fulminante Lungenembolie, ein(e) Perikarderguss/-tamponade, relevante Klappenveränderungen und massive intrakardiale Thromben oder Tumoren lassen sich einfach und sicher mit der fokussierten Echokardiografie untersuchen [3].

4.3. Schockformen

Die in Kapitel 4.1. aufgeführte allgemeine Definition des Schocks berücksichtigt einige wenige fundamentale Merkmale der Pathophysiologie des Schocks schlechthin. Es ist für die klinische Tätigkeit jedoch wichtig, dass frühzeitig eine Differentialdiagnose gestellt wird, um welche Schockform es sich im konkreten Fall handelt. Die Tab. 4.2 gibt erste Hinweise darauf.

Während das Hauptaugenmerk bei der Beschreibung des Schocks ursprünglich ausschließlich auf dem traumatisch-hämorrhagischen Schock lag, erfolgte später eine Differenzierung in fünf Schockformen [4, 5]. Adams et al. nahmen im Jahr 2001 dabei folgende Unterteilung vor [4]:

- **Hypovolämischer Schock:** Zustand unzureichender Durchblutung vitaler Organe mit konsekutivem Missverhältnis von Sauerstoffangebot und -verbrauch infolge intravasalen Volumenmangels mit kritisch verminderter kardialer Vorlast, unterteilt in
  - hämorrhagischer Schock
  - hypovolämischer Schock im engeren Sinne
  - traumatisch-hämorrhagischer Schock und traumatisch-hypovolämischer Schock
- **Kardiogener Schock:** primäre, kritische Verminderung der kardialen Pumpleistung mit konsekutiver inadäquater Sauerstoffversorgung der Organe
- **Anaphylaktischer Schock:** akute Verteilungsstörung des Blutvolumens im Sinn des distributiven Schocks, der durch IgE-abhängige oder IgE-unabhängige anaphylaktoide Überempfindlichkeitsreaktionen ausgelöst wird
- **Septischer Schock:** Sepsis-induzierte Verteilungsstörung des zirkulierenden Blutvolumens im Sinne des distributiven Schocks
- **Neurogener Schock:** distributiver Schock, der auf einer generalisierten und ausgedehnten Vasodilatation mit relativer Hypovolämie infolge einer Imbalance zwischen sympathischer und parasympathischer Regulation der glatten Gefäßmuskulatur beruht

Standl et al. modifizierten diese Einteilung in 2018 etwas [5]. Aufgrund unterschiedlicher Pathogenese und Pathophysiologie erschien den Autoren nicht nur aus didaktischen Gründen, sondern insbesondere auch im Hinblick auf die unterschiedlichen therapeutischen Maßnahmen bei den verschiedenen Schockformen eine geänderte Klassifikation sinnvoll. Sie betonen, dass die von ihnen vorgeschlagene Klassifikation keinen bindenden Anspruch erhebt. Auch sind die therapeutischen Effekte in aller Regel zunächst nur auf die Wiederherstellung der Vitalfunktionen, insbesondere einer mit dem Überleben vereinbaren Kreislauffunktion beschränkt.

Daraus abgeleitet umfasst die neue Klassifikation nunmehr nur noch vier Hauptgruppen [4], die je einem von vier Organsystemen zugeordnet werden:

- hypovolämischer Schock – Blut- und Flüssigkeitskompartiment
- distributiver Schock – Gefäßsystem
- kardiogener Schock – Herz
- obstruktiver Schock – Kreislaufsystem

Septischer Schock, anaphylaktischer Schock und neurogener Schock werden danach unter dem Oberbegriff "distributiver Schock" eingeordnet.

Die Herausgeber dieser Monographie halten diese neue Klassifikation des Schocks für sinnvoll und haben sich bezüglich der folgenden Kapitel daran orientiert.

Bezüglich der relativen Häufigkeiten geben Standl et al. nach Hochrechnung aus verfügbaren oder geschätzten Zahlen (z.B. Traumaregister der *Deutschen Gesellschaft für Unfallchirurgie*, Inzidenz gastrointestinaler Blutungen) für die Bundesrepublik Deutschland die in Abb. 4.5 dargestellten relativen Häufigkeiten an [5].

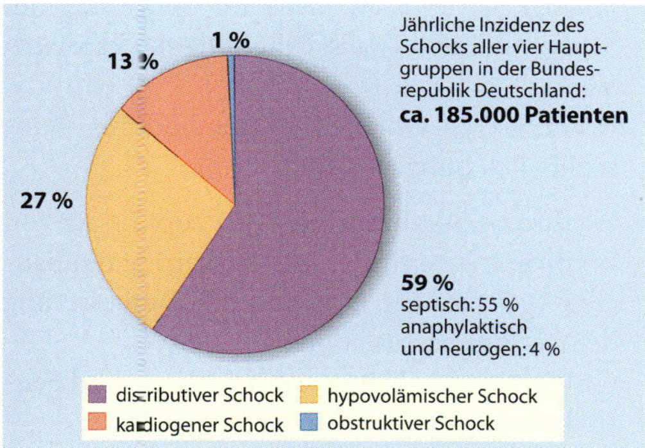

Abb. 4.5: Ungefähre Verteilung der relativen Häufigkeiten der vier Hauptgruppen des Schocks in der Bundesrepublik Deutschland. Grafik erstellt nach Zahlen einer Hochrechnung von Standl et al. 2018 [5].

- Für den hypovolämischen Schock ergibt sich so eine absolute Zahl von etwa 50.000 betroffenen Patienten/Jahr.
- Für den distributiven Schock resultiert eine absolute Zahl von etwa 120.000 betroffenen Patienten/Jahr.
- Die jährliche Inzidenz des Schocks aller vier Hauptgruppen kann man danach für die Bundesrepublik Deutschland mit etwa 185.000 Patienten/Jahr angeben.

4.3.1. Hypovolämischer Schock

Der hypovolämische Schock (auch Volumenmangelschock genannt) ist ein Zustand unzureichender Durchblutung von Organen aufgrund eines meist akuten intravasalen Volumenverlustes. Es resultieren eine kritisch verminderte kardiale Vorlast und eine Reduktion von Makro- und Mikrozirkulation mit negativen Folgen für den Gewebestoffwechsel und Auslösung einer Entzündungsreaktion [5].

Der hypovolämische Schock bezieht sich auf das Blut- und Flüssigkeitskompartiment und unterteilt sich in vier Untergruppen [5, 6]:

- *hämorrhagischer Schock* infolge akuter Blutung ohne wesentliche Gewebeschädigung
- *traumatisch-hämorrhagischer Schock* infolge akuter Blutung mit Gewebeschädigung und zusätzlicher Freisetzung von Aktivatoren des Immunsystems
- *hypovolämischer Schock* im engeren Sinne infolge einer kritischen Abnahme des zirkulierenden Plasmavolumens ohne akute Blutung
- *traumatisch-hypovolämischer Schock* infolge kritischer Abnahme des zirkulierenden Plasmavolumens ohne akute Blutung durch Gewebeschädigung und Freisetzung von Mediatoren.

4.3.1.1. Pathophysiologie

Wie bereits dargestellt, sind der hämorrhagische und der traumatisch-hämorrhagische Schock primär durch eine Blutung größeren Ausmaßes charakterisiert. Als Ursachen kommen

- akute Blutungen durch Verletzung oder Ruptur eines oder mehrerer größerer Blutgefäße (z.B. Schnitt- oder Stichverletzungen, traumatischer Beckenbruch)
- gastrointestinale Blutungen (z.B. perforierte Ulcera, Ösophagusvarizenblutung)
- nicht-traumatische Gefäßrupturen (z.B. Aortenaneurysma)
- Blutungen in der Geburtshilfe (z.B. postpartale Atonie) und im HNO-Bereich (Gefäßarrosionen, Z.n. Tonsillektomie

in Frage [5]. Schockauslöser ist ein starker, kritischer Flüssigkeitsverlust, infolge dessen die Menge des in den Gefäßen zirkulierenden Blutes abnimmt. Da dies auch einen massiven Verlust von Erythrozyten nach sich zieht, wird die durch Kreislaufzentralisation bewirkte Gewebshypoxie zusätzlich verstärkt. Auch ein Wasser- und Elektrolytverlusst (z.B. Ileus, Aszites, massive Diarrhoe/Erbrechen) bzw. eine andauernde fehlende Flüssigkeitszufuhr (Dehydratisierung) können zu einem hypovolämischen Schock im engeren Sinne führen. Einen Blutverlust von etwa einem Liter kann der Organismus unter normalem arteriellen Blutdruck noch gut kompensieren (zum Vergleich: Die bei einer Blutspende entnommene Menge liegt im Regelfall bei einem halben Liter).

Bei Verlusten über diese Grenze hinaus droht die Gefahr der Entwicklung eines Schocks.

Kommt eine traumatische Komponente hinzu, typischerweise infolge eines Polytraumas, verstärkt dies das Schockgeschehen infolge diffuser Blutungen, Hypothermie, Azidose und bedrohlicher Gerinnungsstörungen [5, 7, 8]. Eine postakute Inflammation und weitere Prozesse auf mikrozirkulatorischer Ebene führen zu metabolischer Imbalance mit möglicher mitochondrialer Schädigung und negativem Einfluss auf die Vasomotorik [5, 9-12].

Die typische Ursache des traumatisch-hypovolämischen Schocks sind großflächige Verbrennungen und andere vergleichbare Schädigungen der Haut. Dadurch werden zusätzlich die Gerinnungskaskade und das Immunsystem aktiviert, was die bestehende Beeinträchtigung der Makro- und Mikrozirkulation potenziert [5]. Entzündung und Endothelschäden verursachen gravierende Koagulopathien [5, 13, 14].

4.3.1.2. Diagnostik

Die in Kapitel 4.2. dargestellten Punkte zur allgemeinen Diagnostik bei Verdacht auf einen Schockzustand sind für die Differentialdiagnostik des hypovolämischen Schocks und seine nachfolgende Differentialtherapie im Regelfall ausreichend.

4.3.1.3. Therapie

Allen in diesem Kapitel folgenden Therapieempfehlungen ist gemeinsam, dass prospektiv-randomisierte Studien an Schockpatienten Schwierigkeiten bei der Durchführung aufweisen, weshalb sich die therapeutischen Empfehlungen größtenteils auf Leitlinien und Registerstudien stützen [5].

> Die präklinische und klinische Therapie des hypovolämischen Schocks besteht in der unverzüglichen intravasalen Volumensubstitution mit balancierten Kristalloiden über großlumige periphere Venenzugänge und bei Hämorrhagie in der raschen Blutstillung [5].

Balancierte Kristalloide orientieren sich an der Ionenverteilung des Blutes und sind somit isoton und isoionisch. Von konventionellen Elektrolytlösungen unterscheiden sie sich insbesondere durch den reduzierten Chloridanteil und den Zusatz von Azetat bzw. Malat anstelle von Lactat, da letzteres in der Leber unter recht hohem Sauerstoffverbrauch verstoffwechselt wird (☞ Kap. 1.2.2.) – ein Umstand, der die sogenannte Schockleber (☞ Kap. 4.1.2.2.) noch weiter schädigen würde und zudem die Lactatdiagnostik als Hypoxiemarker ausschlösse [15].

Je nach Gesamtsituation kommen beim hypovolämischen Schock zum Einsatz [5]:

- **Balancierte Vollelektrolytlösungen** zum Ersatz von Elektrolyt- oder verschiebungsbedingten Flüssigkeitsverlusten sowie zur Steigerung des Schlagvolumens durch Erhöhung der kardialen Vorlast
  CAVE: Hypervolämie, Ödembildung (einschließlich Lungenödem)
- **Erythrozytenkonzentrate** (EK) zum Ersatz von Erythrozytenverlusten, zur Steigerung des Sauerstoffgehaltes im Blut und zur Verbesserung der Gerinnungssituation.
  CAVE: Hyperkaliämie, Transfusions- und Sensibilisierungsreaktionen
- Gefrorenes **Frischplasma** (*Fresh Frozen Plasma*, FFP) zur Substitution von Gerinnungsfaktoren und Volumen.
  CAVE: Anaphylaxie, Transfusions- und Sensibilisierungsreaktionen
- **Gerinnungsfaktoren** wie Fibrinogen oder Prothrombin-Konzentrat (PPSB) zur gezielte Substitution einzelner Faktoren je nach Verlust und Verbrauch
  CAVE: Gefahr der Thromboembolie
- **Thrombozytenkonzentrate** (TK) zu Ersatz von Thrombozyten
  CAVE: Anaphylaxie, Transfusions- und Sensibilisierungsreaktionen
- **Tranexamsäure** zur Hemmung der Plasminaktivierung und zur Minderung der Hyperfibrinolyse bei traumatischen und peripartalen Blutungen
  CAVE: nur frühzeitige Anwendung nach Trauma, spätere Applikation (>3 Stunden posttraumatisch) mit fraglichem Nutzen
- Der Einsatz von **Albumin** als Volumenersatzmittel wird außerhalb der Herzchirurgie zwar nicht empfohlen; bei höherem Volumenumsatz erscheint allerdings eine zusätzlich Gabe von Al-

bumin 20 % zur Vermeidung einer prognostisch ungünstigen Hypalbuminämie geboten.

- **Noradrenalin, Vasopressin** und gegebenenfalls **Dobutamin** bei Bedarf in bestimmten Notfallsituationen (reduzierter peripherer Widerstand, unzureichende ventrikuläre Pumpfunktion)

Eine künstliche Beatmung wird erforderlich, wenn der Patient aufgrund seiner Erkrankung nicht selbstständig suffizient atmen kann und eine Hypoxie vermieden oder beseitigt werden muss. Auch die nichtinvasive Beatmung (NIV) über eine speziell geformte Gesichtsmaske kann hilfreich sein.

4.3.2. Distributiver Schock

Wie Abb. 4.5 zu entnehmen ist, stellt der distributive Schock mit einem Anteil von über 50 Prozent die häufigste aller Schockformen dar.

> Der distributive Schock ist eine relative Hypovolämie infolge einer pathologischen Umverteilung des absoluten intravasalen Volumens [4].

Die Ursachen liegen entweder in einem Verlust der Steuerung des Gefäßtonus mit Verschiebung des Volumens innerhalb des Gefäßsystems und/oder eine Permeabilitätsstörung des Gefäßsystems mit Verschiebung des intravasalen Volumens in das Interstitium.

Die drei Untergruppen sind

- der *septische*
- der *anaphylaktisch/anaphylaktoide* und
- der *neurogene Schock*

Septischer Schock

Die Sepsis ist eine lebensbedrohliche komplexe systemische Entzündungsreaktion des Organismus als Reaktion auf eine Infektion durch Bakterien, Viren, Pilze oder Parasiten und somit eine schwere Komplikation von Infektionserkrankungen, die bis zum Organversagen führen kann.

▶ Diagnostische Kriterien: SIRS, SOFA und qSOFA

Die Diagnose bzw. Einstufung der Sepsis und des septischen Schocks kann anhand der sogenannten SIRS (Systemisches Inflammatorisches Response-Syndrom)-Kriterien (☞ Tab. 4.3) oder der sogenannten SOFA (*Sequential Organ Failure Assessment*)-Kriterien (☞ Tab. 4.4) erfolgen. Das Screening-Tool qSOFA (☞ Tab. 4.5) soll als Schnelltest ohne Laborwerte eine Verdachtsdiagnose am Krankenbett beziehungsweise außerhalb der Intensivstation ermöglichen.

Die SOFA-Kriterien sollen die SIRS-Kriterien ersetzen. Mit den Termini "Fieber" und "Hyperthermie" sind letztere für die Diagnose der Sepsis zu unspezifisch. Die SOFA-Kriterien können auf Intensivstationen die Mortalität eines Patienten besser vorhersagen als die SIRS-Kriterien und die qSOFA-Kriterien. Bei Patienten außerhalb von Intensivstationen waren dagegen die rein klinischen qSOFA-Kriterien sowohl den SOFA-Kriterien als auch den SIRS-Kriterien überlegen [19]. Zu ähnli-

SIRS-Kriterien
Vom septischen Schock spricht man, wenn • Symptome des systemischen inflammatorischen Response-Syndroms (SIRS) vorliegen. Dies trifft zu, wenn mindestens 2 der folgenden 4 Merkmale vorhanden sind - Fieber (≥ 38 °C) oder Hypothermie (≤ 36 °C) - Tachykardie (Herzfrequenz ≥ 90/min) - Tachypnoe (Frequenz ≥ 20/min) oder Hyperventilation ($paCO_2$ ≤ 4,3 kPa bzw. ≤ 33 mmHg) - Leukozytose (≥ 12.000/µl) oder Leukopenie (≤ 4.000/µl) oder ≥ 10 % unreife Neutrophile im Differentialblutbild • eine infektiöse Ursache nachgewiesen werden konnte und • der systolische Blutdruck trotz ausreichender Volumengabe mindestens eine Stunde lang unter 90 mmHg liegt

Tab. 4.3: SIRS-Kriterien [16]. **$paCO_2$**: arterieller Kohlenstoffdioxid-Partialdruck

Organsystem	Normalzustand	Schweregrad			
		1	2	3	4
Atmung: Oxygenierungsindex (OI = paO_2/FiO_2)	≥ 400 mmHg	< 400 mmHg	< 300 mmHg	< 200 mmHg und künstliche Beatmung	< 100 mmHg und künstliche Beatmung
Gerinnung: Thrombozytenzahl	≥ 150.000/μl	< 150.000/μl	< 100.000/μl	< 50.000/μl	< 20.000/μl
Neurologischer Zustand: Glasgow-Koma-Skala	15	13 bis 14	10 bis 12	6 bis 9	< 6
Herz-Kreislauf- System: notwendige Katecholamin-Dosierung (μg/kg/min)	MAD > 70 mmHg	MAD < 70 mmHg	Dopamin ≤ 5 oder Dobutamin (beliebige Dosis)	Dopamin > 5 oder Adrenalin ≤ 0,1 oder Noradrenalin ≤ 0,1	Dopamin > 15 oder Adrenalin > 0,1 oder Noradrenalin > 0,1
Leberfunktion: Bilirubin (mg/dl)	< 1,2	1,2 bis 1,9	2,0 bis 5,9	6,0 bis 11,9	> 12,0
Nierenfunktion: Kreatinin (mg/dl)	< 1,2	1,2 bis 1,9	2,0 bis 3,4	3,5 bis 4,9 (oder Urin < 500 ml/d)	> 5,0 mg/dl (oder Urin < 200 ml/d)

Tab. 4.4: SOFA-Kriterien [17]. **paO_2**: arterieller Sauerstoffpartialdruck, **FiO_2**: inspiratorische Sauerstoffkonzentration, **MAD**: mittlerer arterieller Druck (☞ Kap. 1.2.3.)

qSOFA-Kriterien
• Abfall des systolischen Blutdrucks auf ≤ 100 mmHg
• Neurologischer Zustand auf der Glasgow-Koma-Skala < 15
• Anstieg der Atemfrequenz auf > 22/min

Tab. 4.5: Kriterien des Schnelldiagnosetest qSOFA (q = *quick*) [18]. Wenn mindestens zwei dieser Kriterien erfüllt sind, ist die Wahrscheinlichkeit für eine Sepsis mit schlechtem klinischen Ausgang erhöht.

chen Ergebnissen kam eine Studiengruppe, die die Definition und Kriterien für den septischen Schock evaluierte [20].

Sepsis und septischer Schock stellen wie Herz-Kreislauf-Erkrankungen und Krebs ein enormes sozialmedizinisches Problem dar, nehmen aber in der öffentlichen Wahrnehmung und Diskussion nicht ansatzweise den Stellenwert ein wie die beiden letztgenannten Entitäten. Im Zeitraum 2007 bis 2013 stieg hierzulande beispielsweise die Gesamtzahl der Sepsisfälle in der Fallpauschalenbezogenen Krankenhausstatistik (DRG-Statistik) von 200.535 auf 279.530 Fälle an, was einem durchschnittlichen jährlichen Anstieg von 5,7 % und absolut dem von 256/100.000 Einwohner auf 335/100.000 Einwohner entspricht [17]. Auch die Fallzahlen für den septischen Schock stiegen seit 2010 an: In 2010 wurden 22.326 und in 2013 33.815 Patienten mit septischem Schock behandelt [17]. Prädisponiert und damit überproportional häufig betroffen sind Patienten im Alter von über 65 Jahren sowie solche mit Immunsuppression und malignen Grunderkrankungen [5].

Anaphylaktischer/anaphylaktoider Schock

Eine Anaphylaxie ist eine akute, systemische Reaktion, die zumeist durch IgE-abhängige Hypersensitivitätsreaktionen vermittelt wird und bei der Mastzellen und das von ihnen freigesetzte Histamin eine zentrale Rolle spielen [5]. Bei Kindern sind Nahrungsmittel die häufigsten Auslöser (58 %), bei Erwachsenen Insektengifte (55 %, davon 70 % Wespen- und 20 % Bienenstiche) sowie Medikamente (21 %, davon zwei Drittel durch Diclofenac, ASS und Antibiotika) [5].

Der anaphylaktische Schock ist eine Histamin-vermittelte massive Vasodilatation und Verteilungsstörung, die durch eine Verschiebung von intravasalem Volumen nach extravasal gekennzeichnet ist [5].

■ **Neurogener Schock**

Beim neurogenen Schock handelt es sich um eine Imbalance zwischen sympathischer und parasympathischer Regulation von Herzaktion und Gefäßmuskulatur [5].

4.3.2.1. Pathophysiologie

Verschiedene Erregerbestandteile (Lipopolysaccharide, Endo- und Exotoxine, sogenannte *pathogen associated molecular patterns* [PAMP]) lösen im Vorfeld der **Sepsis** zunächst eine Immunantwort des Körpers aus, wodurch spezifischer Rezeptoren des Immunsystems aktiviert und proinflammatorische Zytokine wie IL-1 (Interleukin-1) und TNF-α (Tumornekrosefaktor-alpha) freigesetzt werden. In der Folge kommt es kaskadenartig zur Aktivierung weiterer proinflammatorischer Signalwege wie des Komplementsystems und weiterer Zytokine wie IL-6 (Interleukin-6). Beim septischen Schock stehen dadurch pathophysiologisch schlussendlich Störungen der Blutgerinnung sowie die endotheliale Dysfunktion im Vordergrund. Letztere führt zu einer fehlregulierten Steuerung des Gefäßtonus mit Vasodilatation, Verteilungsstörungen und Volumenverschiebungen in der Makro- und Mikrozirkulation sowie einer Erhöhung der vaskulären Permeabilität (*capillary leak*-Syndrom) [5, 21-24]. Zusätzlich können myokardiale Funktionsstörungen im Sinne einer septischen Kardiomyopathie vorliegen, die zur Sterblichkeit der Patienten beitragen [25, 26]. Der septische Schock repräsentiert insgesamt eine Mischform verschiedener Pathologien wie Hypovolämie, Vasodilatation, kardiale Funktionsstörungen und mitochondriale Dysfunktion mit regelhaft komplexen Gerinnungsstörungen [5, 21-24].

Wie oben bereits erwähnt, ist die **Anaphylaxie** eine akute, systemische Reaktion, die zumeist durch IgE-abhängige Hypersensitivitätsreaktionen vermittelt wird und wo Mastzellen und das von ihnen freigesetzte Histamin eine zentrale Rolle spielen [5]. Der **anaphylaktische Schock** ist gekennzeichnet durch eine Histamin-vermittelte massive Vasodilatation und Verteilungsstörung, die durch eine Verschiebung von intravasalem Volumen nach extravasal und einen deutlichen Blutdruckabfall gekennzeichnet ist. Das Herzminutenvolumen nimmt ab und es kann zur Bronchokonstriktion kommen.

Der **anaphylaktoide Schock** beruht dagegen auf physikalisch, chemisch oder osmotisch bedingten *IgE-unabhängigen* Überempfindlichkeitsreaktionen. Die Mediator-Freisetzung erfolgt aus Mastzellen und basophilen Granulozyten unabhängig von einer Antigen-Antikörper-Reaktion oder vorausgehenden Sensibilisierung [5]. Ein typischer Auslöser sind Röntgenkontrastmittel.

Im Vordergrund des **neurogenen Schocks** steht ein nervaler Ausfall der Regulation des Gefäßtonus mit der Folge einer ausgeprägten Vasodilatation mit relativer Hypovolämie bei zunächst unverändertem Blutvolumen [5]. Dieser Ausfall kann durch eine direkte Schädigung der übergeordneten Zentren für die Kreislaufsteuerung in der Medulla oblongata (Hirnstammkompression durch Trauma, Ischämie durch z.B. Basilaristhrombose, Medikamente, Drogen und Gifte), durch alterierte Afferenzen (Angst, Schmerz) oder durch mechanische Unterbrechung efferenter Verbindungen im Sinne eines Querschnittsyndroms entstehen [5]. Häufige Ursachen für einen neurogenen Schock sind Läsionen des Rückenmarkes, Spinalanästhesien und Verletzungen sowie Intoxikationen des zentralen Nervensystems (z.B. Schädel-Hirn-Trauma bei Verkehrsunfall).

4.3.2.2. Diagnostik

Die prinzipielle Diagnostik von Sepsis und septischem Schock hier und im klinischen Alltag voneinander zu trennen würde kaum Sinn machen, weshalb sie hier im Verbund abgehandelt werden sollen. Neben den in Kap. 4.2. aufgeführten Punkten liegt bei der Sepsis und beim septischen Schock ein Schwerpunkt auf der Diagnose der Infektion (Infektherd, Fokussuche) [16]. Die *S3-Leitlinie Sepsis – Prävention, Diagnose, Therapie und Nachsorge* (aktuelle Langfassung vom 12.03.2020) empfiehlt, bei klinischem Verdacht auf eine Sepsis bzw. eines oder mehrerer der Kriterien Fieber, Schüttelfrost, Hypothermie, Leukozytose, Linksverschiebung im Differentialblutbild, Erhöhung von Procalcitonin oder C-reaktivem Protein bzw. bei einer

Neutropenie (Patientendiagnostik) schnellstmöglich Blutkulturen abzunehmen (Erregerdiagnostik), ebenso vor Einleitung einer antimikrobiellen Therapie und bei Patienten unter vorbestehender antimikrobieller Therapie unmittelbar vor der nächsten Gabe [16].

Häufige Erreger sind

- *Staphyloccocus aureus*
- *Escherischia coli*
- *Clostridium difficile* und *Clostridium perfringens*
- Enterobacter und Enterokokken
- *Haemophilus influenzae*
- *Proteus* spp.
- *Klebsiella* spp.
- Streptokokken und Pneumokokken
- *Pseudomonas* spp.

Häufige Infektionsherde sind

- der untere Respirationstrakt (z.B. Bronchopneumonie, Pleuraempyem)
- der Gastrointestinaltrakt (z.B. Cholangitis, Pankreatitis, Divertikulitis)
- der Urogenitaltrakt (gestörter Harnabfluss infolge Obstruktion der Harnwege, z.B. Pyelonephritis
- Haut und Weichteile
- zentrale Venenkatheter

Gefürchtete fulminante Verlaufsformen des septischen Schocks können

- bei Meningokokken-Sepsis (hochakute Sepsis durch *Neisseria meningitidis*) und Waterhouse-Friderichsen-Syndrom (massive Endotoxin-Freisetzung mit akuter Nebenniereninsuffizienz bei ca. 15 % aller Patienten mit Meningokokken-Sepsis)
- nach Splenektomie
- beim sogenannten *toxic shock -Syndrom (Sepsis infolge einer invasiven Infektion mit Staphylococcus aureus*, seltener infolge einer invasiven Streptokokken-Infektion)

auftreten.

Neben den schon mehrfach genannten allgemeinen Laboruntersuchungen einschließlich der Bestimmung von Gerinnungsparametern sowie der Entzündungmarker Procalcitonin oder C-reaktivem Protein kommt der Lactatbestimmung eine besondere Bedeutung zu, da Lactat zum einen eine metabolische Azidose verursachen kann, Lactat andererseits ein Indikator für Störungen der Mikrozirkulation (z.B. bei intravasalem Volumenmangel) sein kann [15].

> Die Kombination aus einem Lactatwert von >2 mmol/l im Verbund mit einer persistierenden Hypotonie macht die Diagnose eines septischen Schocks sehr wahrscheinlich [27].

Dies setzt natürlich eine lactatfreie Volumensubstitution voraus wie in Kap. 4.3.1.4. beschrieben.

Der Echokardiographie kommt im Vorfeld einer ausgewogenen differenzierten Therapie der hämodynamischen Störungen im Rahmen des invasiven Monitoring eine wichtige Bedeutung zu [27] (☞ auch Tab. 4.2 und Abb. 4.3+4.4).

Die Diagnose der anaphylaktischen Reaktion erfolgt anhand der klinischen Symptome. Das klinische Bild variiert dabei interindividuell stark je nach Dosis und Eintrittsort des Antigens und dem Grad der Sensibilisierung [5]. Initial können Hauterscheinungen (Juckreiz, Urtikaria, Flush), abdominale Symptome (Übelkeit, Erbrechen) oder auch respiratorische Beschwerden im Vordergrund stehen. An diesem Punkt können die anaphylaktischen Reaktionen sowohl spontan zum Stillstand kommen als auch, trotz adäquater Therapie, progredient verlaufen. Dann kommt es zu Blutdruckabfall und Tachykardie sowie zu einer zunehmenden Atemnot. Ein Bronchospasmus, ein massiver arterieller Blutdruckabfall auf <90 mmHg mit andauernder Tachykardie und schließlich ein Kreislauf- oder Atemstillstand können die finalen Folgen sein. Auch thromboembolische Ereignisse sowie Arrhythmien und ventrikuläre Dysfunktion können auftreten [29].

Nach einer anaphylaktischen Reaktion muss mit Hilfe eines Allergologen unbedingt nach dem auslösenden Agens (Insektengifte, Pollen, Nahrungsmittel, auch Medikamente wie Analgetika, Anästhetika oder Antibiotika) gesucht werden, wofür eine intensive allergologische Diagnostik durchgeführt werden muss. Meist lassen sich mittels eines sogenannten Pricktests oder über die Bestimmung von spezifischem IgE spezielle Allergieantikörper gegen den Auslöser nachweisen. Erschwert werden kann die Suche jedoch durch eine Reihe von Fallstricken (z.B. Auftreten der anaphylaktischen Reaktion nur mit Kofaktor wie körperlicher Belastung, Kreuzallergene).

4.3.2.3. Therapie

Der **septische Schock** erfordert eine symptomatische kreislaufunterstützende Therapie mit
- balancierten kristalloiden Infusionslösungen
- Vasopressoren wie Noradrenalin in Kombination mit Vasopressin
- unter Umständen Inotropika (Dobutamin)
- diversen Organersatzverfahren [5]

Je nach Gesamtsituation kommen beim septischen Schock differentialtherapeutisch zum Einsatz [5]:

- **Blut- und Gerinnungsprodukte** bei Anzeichen für eine anämische Hypoxie bzw. Koagulopathie und Blutung
- **Balancierte Vollelektrolytlösungen** zum Ersatz von Elektrolyt- oder verschiebungsbedingten Flüssigkeitsverlusten sowie zur Steigerung des Schlagvolumens durch Erhöhung der kardialen Vorlast
  CAVE: Hypervolämie, Ödembildung (einschließlich Lungenödem). Speziell beim septischen Schock auf Lakatfreiheit achten!
- **Noradrenalin** bei reduziertem peripheren Widerstand
  CAVE: periphere Ischämie, reflektorische Bradykardie, Herzrhythmusstörungen
- **Vasopressin** zur frühzeitigen Reduktion der Noradrenalin-Dosierung unter Beachtung eines ausgeglichenen Volumenstatus (☞ auch Kap. 4.5.3.)
  CAVE: Ischämien, Herzrhythmusstörungen
- **Hydrocortison** (Glucocorticoid) und **Fludrocortison** (Mineralcorticoid) bei Waterhouse-Friderichsen-Syndrom
  CAVE: Ödeme, Hyperkaliämie
- **Albumin** wird außerhalb der Herzchirurgie aktuell nicht zum Volumenersatz empfohlen. Meta-Analysen deuten allerdings auf eine signifikant reduzierte Mortalität bei Gabe von Albumin hin, so dass – wenn eine Volumentherapie mit kristalloiden Lösungen nicht ausreichend erscheint – die zusätzliche Gabe von Albumin 20 % zur Vermeidung einer prognostisch ungünstigen Hypalbuminämie auch im distributiven Schock gerechtfertigt erscheint.

Bezüglich der kausalen Therapie müssen bei allen Sepsispatienten nach der Materialgewinnung zur mikrobiologischen Untersuchung (Blutkultur) schnellstmöglich eine kalkulierte Breitspektrumantibiose und, sofern möglich, eine Fokussanierung als kausale Therapie eingeleitet werden [5].

Multiorganversagen

Als Multiorganversagen (*multi organ dysfunction syndrome*, kurz MODS) bezeichnet man das akut lebensbedrohliche Zustandsbild eines multiplen Ausfalls lebenswichtiger Organe (insbesondere von Niere, Leber, Darm und Lunge) infolge einer Parenchymschädigung. Dies muss nicht zwangsläufig mit einem Schockgeschehen assoziiert sein, stellt aber eine gefürchtete Komplikation mit hoher Letalitätsrate dar. Natürlich ist immer auch ein akutes singuläres Versagen nur eines der genannten Organe möglich.

Die klinischen Symptome ergeben sich aus den jeweiligen Organinsuffizienzen. Neben den genannten pharmakotherapeutischen sowie intensivmedizinischen Maßnahmen zur Schockbekämpfung einschließlich eines kontinuierlichen Monitorings der Vitalfunktionen können beim MODS diverse Verfahren zum Einsatz kommen:

- Hämodialyse
- maschinelle Beatmung, extrakorporale Membranoxygenierung (ECMO) und extrakorporale Lungenunterstützung (ECLA)
- Hämofiltration

Da sich Arrhythmien, eine myokardiale Ischämie oder auch eine respiratorische Insuffizienz im Sinne von Spätreaktionen noch bis 12 Stunden nach dem initialen Ereignis manifestieren können, müssen Patienten mit schweren **anaphylaktischen Reaktionen** kontinuierlich überwacht werden [5]. Pharmakotherapeutisch sind beim anaphylaktischen Schock insbesondere die Gabe von Adrenalin (gegebenenfalls Noradrenalin) und eine forcierte Volumensubstitution erforderlich [30]). Beim Auftreten von Bronchospasmen sind primär Beta-Sympathomimetika und erst an zweiter Stelle Glucocorticoide indiziert [30]. Antihistaminika sollen die histaminergen Wirkungen unterdrücken.

Somit kommen beim anaphylaktischen Schock differentialtherapeutisch zum Einsatz [5]:

- **Blut- und Gerinnungsprodukte** bei Anzeichen für eine anämische Hypoxie bzw. Koagulopathie und Blutung
- **Balancierte Vollelektrolytlösungen** zum Ersatz von Elektrolyt- oder verschiebungsbedingten Flüssigkeitsverlusten sowie zur Steigerung des Schlagvolumens durch Erhöhung der kardialen Vorlast

CAVE: Hypervolämie, Ödembildung (einschließlich Lungenödem)

- **Adrenalin** zur Vasokonstriktion und Bronchodilatation. Aufgrund des schlechten Nebenwirkungsprofils ist Adrenalin jedoch nur als Ultima ratio zu verwenden.
- **Dimetindenmaleat** als H_1-Antihistaminikum
- **Methylprednisolon**

Die oben aufgeführten Therapiemaßnahmen treffen auch auf den anaphylaktoiden Schock zu.

Beim **neurogenen Schock** ist die Behandlung der Ursachen (☞ Kap. 4.3.2.2.) entscheidend. Neben der Volumentherapie wird Noradrenalin bis zur Erhöhung des peripheren Gefäßwiderstandes appliziert. Direkte (Aktivierung von Adrenozeptoren) oder indirekte (Erhöhung der Transmitterkonzentration im synaptischen Spalt) Sympathomimetika können zusätzlich zur Tonisierung des Gefäßsystems verabreicht werden [31]. Weiterhin sind Mineralokortikoide zur Erhöhung des Plasmavolumens eine therapeutische Option.

Somit kommen beim neurogenen Schock differentialtherapeutisch zum Einsatz [5]:

- **Blut- und Gerinnungsprodukte** bei Anzeichen für eine anämische Hypoxie bzw. Koagulopathie und Blutung
- **Balancierte Vollelektrolytlösungen** zum Ersatz von Elektrolyt- oder verschiebungsbedingten Flüssigkeitsverlusten sowie zur Steigerung des Schlagvolumens durch Erhöhung der kardialen Vorlast
  CAVE: Hypervolämie, Ödembildung (einschließlich Lungenödem)
- **Noradrenalin** bei reduziertem peripheren Widerstand
  CAVE: periphere Ischämie, reflektorische Bradykardie, Herzrhythmusstörungen
- **Cafedrin-Theodrenalin** (Akrinor®) zur Vasokontriktion und Blutdrucksteigerung
  CAVE: Palpitationen, Herzrhythmusstörungen

4.3.3. Kardiogener Schock

> Der kardiogene Schock ist eine primär kardiale Funktionsstörung mit kritischer Verminderung der kardialen Pumpleistung, verursacht durch eine systolische oder diastolische Funktionsstörung mit Verminderung der Auswurfleistung oder Beeinträchtigung der ventrikulären Füllung [5].

International definiert ist er durch

- einen RR_{syst} <90 mm Hg oder einen mittleren arteriellen Blutdruck (MAD; ☞ Kap. 1.2.3.) von 30 mm Hg unter dem Ausgangswert sowie
- einen Herzindex (HI) beziehungsweise *Cardiac Index* (CI) von <1,8 l/min/m^2 ohne pharmakologische oder mechanische Unterstützung beziehungsweise von <2,0 l/min/m^2 mit Unterstützung [31]

$$HI = \text{Herzminutenvolumen (HMV)} / \text{Körperoberfläche } (m^2)$$

In der Deutsch-Österreichischen S3-Leitlinie ist der HI bzw. CI für die klinische Diagnose des kardiogenen Schocks nicht erforderlich [5, 33]. Ferner bedarf es des Nachweises einer kardialen Dysfunktion sowie des differenzialdiagnostischen Ausschlusses anderer Schockformen.

Geht man davon aus, dass etwa acht Prozent aller Patienten nach einem Myokardinfarkt einen kardiogenen Schock erleiden, ergibt sich für die Bundesrepublik Deutschland bei jährlich etwa 280.000 Myokardinfarkten eine Inzidenz des kardiogenen Schocks von annähernd 23.000 Patienten/Jahr [5].

4.3.3.1. Pathophysiologie

Ursächlich für den kardiogenen Schock ist eine akut auftretende kardiale Dysfunktion mit massiver Verminderung des Herzzeitvolumens. Dies kann durch verschiedene Ursachen bedingt sein [5]:

- Myokardiale Ursachen → Insuffiziente Pumpfunktion:
  - akutes Koronarsyndrom (ACS) und akuter Myokardinfarkt (AMI)
  - Kardiomyopathien verschiedener Pathogenese
  - Myokarditis
  - Medikamente
  - stumpfes Herztrauma
- Rhythmologische Ursachen:
  - tachykarde oder bradykarde Rhythmusstörungen, speziell Kammerflimmern
- Mechanische Ursachen:
  - fortgeschrittene akute und chronische Herzklappenerkrankungen
  - mechanische Postinfarkt-Komplikationen
  - mechanische Flussbehinderung durch Thromben oder Tumore

Auch extrakardiale Ursachen wie eine Lungenembolie oder ein Spannungspneumothorax kommen dafür theoretisch in Frage. Da die Therapieprinzipien dann jedoch prinzipiell andere sind, fallen sie unter die Schockform des obstruktiven Schocks, der in Kapitel 4.3.4. besprochen wird.

Um ein ausreichendes Herzzeitvolumen und somit eine suffiziente Organperfusion aufrecht erhalten zu können, aktiviert der Körper über das sympathische Nervensystem sowie die neurohumorale, renale und lokale Vasoregulation systemische Gegenregulationsmechanismen (☞ Kap. 1.3.).

4.3.3.2. Diagnostik

Die führenden Symptome des kardiogenen Schocks sind Agitiertheit, Bewusstseinstrübung, kühle Extremitäten und Oligurie [5]. Für die spezielle Diagnostik stehen die Echokardiografie (☞ auch Tab. 4.2) und ein invasives Monitoring im Zentrum. Das Thorax-Röntgenbild weist regelhaft Zeichen einer Lungenstauung auf. Für die Infarktdiagnostik stehen zudem das EKG und eine ganze Reihe von Laborwerten wie Glycogenphosphorylase BB (GPBB) als früher sowie Troponin und CK-MB als verzögerte Infarktmarker zur Verfügung.

4.3.3.3. Therapie

Im Rahmen der prähospitalen Therapie wird als einfache symptomatische Therapie zuallererst der Oberkörper des Patienten hochgelagert. Die initiale medikamentöse Therapie zielt in der Akutsituation auf

- eine möglichst optimale Sauerstoffversorgung des Herzens:
  - Nitroglycerin (Spray oder Kapseln sublingual)
- die Schmerzbekämpfung:
  - Morphinpräparate intravenös
- das Vermeiden einer weiteren Blutgerinnselbildung:
  - Acetylsalicylsäure (ASS)
  - Clopidogrel
  - Heparin intravenös

Eine generelle Sauerstoffgabe wird wegen der möglicherweise schädlichen Auswirkungen nicht mehr empfohlen [Übersicht in 34]. Sauerstoff soll nach den aktuellen Leitlinien der ERC stattdessen nur noch bei niedriger Sauerstoffsättigung des Bluts verabreicht werden.

Primäres Ziel der dann folgenden kausalen Behandlung ist die Beseitigung der kardialen Ursachen des Schocks. Dazu gehört beim ACS primär das gesamte Armamentarium der invasiven Maßnahmen zur frühestmöglichen Koronarreperfusion (perkutane Koronarintervention mit Stentinsertion) sowie auch die chirurgische oder interventionelle Therapie mechanischer Ursachen und struktureller Herzerkrankungen sowie chirurgische oder interventionelle Ablationsverfahren und die Schrittmachertherapie [5, 33, 35].

Zur symptomatischen Therapie mit dem Ziel der Verbesserung der Endorganperfusion, der Mikrozirkulation und damit der zellulären Oxygenierung kommen beim kardiogenen Schock differentialtherapeutisch zum Einsatz [5]:

- **Dobutamin und Noradrenalin** bei Bedarf in bestimmten Notfallsituationen (reduzierter peripherer Widerstand, unzureichender ventrikulärer Pumpfunktion)
- **Milrinon** (PDE-3-Hemmer, ☞ Kap. 3.11.) als Vasodilatator mit positiv inotroper und positiv lusitroper Wirkung
  CAVE: Blutdruckabfall, Tachykardie, Kammerflimmern
- **Levosimendan** (Calcium-Sensitizer, ☞ Kap. 3.10.) mit positiv inotroper Wirkung und Vasodilatation in Koronararterien und systemischen Gefäßen zur Reduktion von Vor- und Nachlast
  CAVE: Blutdruckabfall, Rhythmusstörungen
- **Glyceroltrinitrat** als Vasodilatator zur Vorlastsenkung
- **Nitroprussid-Natrium** als Vasodilatator zur Nachlastsenkung

Adrenalin sollte – auch nach der aktuellen S3-leitlinie kardiogener Schock – nur noch als Reserveinotropikum eingesetzt werden. Verfahren zur mechanischen Kreislaufunterstützung wie die intraaortale Ballongegenpulsation, implantierbare ventrikuläre Unterstützungssysteme oder die bereits beim Multiorganversagen im Umfeld des septischen Schocks erwähnte extrakorporale Membranoxygenierung (ECMO) können ebenfalls zur Anwendung kommen [33, 35].

4.3.4. Obstruktiver Schock

> Der obstruktive Schock ist ein Zustand, der durch die Obstruktion großer Gefäße oder des Herzens selbst verursacht wird [5].

Zwar ähnelt er in der Symptomatik dem kardiogenen Schock, muss aber wegen seiner hiervon grundsätzlich abweichenden Therapieansätze klar von diesem abgegrenzt werden [5, 36].

Wie in Abb. 4.3 ersichtlich, ist der obstruktive Schock mit einem geschätzten Anteil von einem Prozent die seltenste aller Schockformen.

4.3.4.1. Pathophysiologie

Das Wesen des obstruktiven Schocks ist gekennzeichnet durch eine Störung oder Behinderung der diastolischen Füllung und einer resultierenden Minderung der kardialen Vorlast (☞ Kap. 3.1.1.). Mechanische intra- oder extravasale beziehungsweise luminale Faktoren vermindern den Blutfluss der großen Gefäße oder den Auswurf des Herzens. Dadurch kommt es zu einem kritischen Abfall des Herzzeitvolumens und damit des globalen Sauerstoffangebots mit Gewebshypoxie aller Organsysteme [5].

> Allen obstruktiven Störungen gemeinsam sind der oft schnelle massive Abfall
> - des Herzzeitvolumens und
> - des Blutdrucks [5]

Als Ursachen kommen z.B. folgende Krankheitsbilder in Frage [5]

- V. cava-Kompressionssyndrom im Sinne einer Schwangerschaftskomplikation oder durch Raumforderungen im Abdominalraum
- Spannungspneumothorax
  CAVE: posttraumatisch kombinierte Schockformen aus Spannungspneumothorax und Hämorrhagie möglich!
- Perikardtamponade
- Lungenarterienembolien (gleichzeitig erhöhte rechtsventrikuläre Nachlast und verminderte linksventrikuläre Vorlast)
- Obstruktionen der pulmonalen und aortalen Strombahn (z.B. hochgradige Aortenklappenstenosen)

Auch eine Beatmung mit hohen PEEP-Niveau kann zu Symptomen eines obstruktivern Schocks führen.

4.3.4.2. Diagnostik

Die Symptomatik des obstruktiven Schocks ist unspezifisch und durch Tachykardie, Tachypnoe, Oligurie und Bewusstseinsstörung gekennzeichnet [5]. Initial kann eine Hypotonie zunächst nur gering ausgeprägt sein, was nicht zu einer Unterschätzung der klinischen Situation führen darf [36]. Auskultation, Perkussion sowie eine orientierende Sonografie inklusive Echokardiografie sind essentielle diagnostische Maßnahmen. Eine Obstruktion des intrathorakalen Blutflusses kann sich in Form einer Halsvenenstauung oder atypischer peripherer Pulse äußern, ein Spannungspneumothorax durch ein Hautemphysem. Für die Diagnostik bzw. den Ausschluss einer Lungenarterienembolie stehen weitere bildgebende Verfahren (Computertomographie, Szintigraphie) sowie die Bestimmung der D-Dimere zur Verfügung.

4.3.4.3. Therapie

Der obstruktive Schock muss unverzüglich und ursächlich therapiert werden [5]. Unter Umständen kann das beim cavalen Kompressionssyndrom schon durch einfache entlastende Lagerungsmaßnahmen erfolgen. Eine Beatmung mit zu hohem PEEP-Niveau muss entsprechend adjustiert werden. Eine Lungenarterienembolie wird mittels Thrombolyse therapiert, ein Spannungspneumothorax oder eine Perikardtamponade werden durch eine Thorax- beziehungsweise eine Perikarddrainage entlastet.

4.3.5. Sonderform: Vasoplegie

> Als Vasoplegie bezeichnet man eine Lähmung der glatten Gefäßmuskulatur, die zu einer Vasodilatation und damit Hypotension führt.

Lambden et al. bezeichnen die Vasoplegie als Syndrom eines pathologisch erniedrigten systemischen vaskulären Widerstandes mit erniedrigtem Blutdruck bei normalem oder erhöhtem kardialen Auswurf [38]. Sie konstatieren jedoch auch, dass bis heute kein Konsens bezüglich einer einheitlichen klinischen Defintion der Vasoplegie gefunden wurde und auch die Terminologie bei ihrer Beschreibung uneinheitlich ist. Man kann die Vasoplegie zum besseren Verständnis und grob vereinfacht auch folgendermaßen beschreiben:

Die vom Körper zentral angestoßenen Regulationsmechanismen zur Kreislaufstabilisierung funktionieren zwar (noch), doch die Gefäßmuskulatur spricht nicht (mehr) effektiv darauf an.

Die Vasoplegie wird auch als "katecholaminrefraktäre Hypotension" bezeichnet, was ebenfalls die charakteristische Komponente der Problematik dieses Krankheitsbildes reflektiert. Sie stellt einen äußerst kritischen Zustand im Rahmen schwerer Schockzustände unterschiedlicher Genese dar [37].

Die häufigsten Ursachen für eine Vasoplegie sind

- Sepsis und septischer Schock
- herzchirurgische und weitere operative Eingriffe
- Verbrennungen
- Traumata
- Pankreatitis

4.3.5.1. Pathophysiologie

Der systemische Gefäßwiderstand (*systemic vascular resistance*, SVR; ☞ Kap. 1.2.3.) wird durch Änderungen des arteriolären Durchmessers bestimmt, was durch die kontraktile Aktivität der glatten Gefäßmuskelzellen (*vascular smooth muscle cells*, VSMC) der Tunica media kontrolliert wird. Der kontraktile Zustand der VSMC wird als vaskulärer Tonus bezeichnet und durch die intrazelluläre Konzentration an Ca^{2+}-Ionen reguliert. Die VSMC-Kontraktion wird durch einen Anstieg der zytosolischen Ca^{2+}-Konzentration durch Freisetzung von gespeichertem Calcium aus dem sarkoplasmatischen Retikulum sowie durch den extrazellulären Ca^{2+}-Einstrom über spannungsempfindliche Kanäle angetrieben. Umgekehrt bewirkt ein Abfall der zytosolischen Ca^{2+}-Konzentration über eine Aufnahme von Ca^{2+} durch das sarkoplasmatische Retikulum und den Ausstoß von Kalium- und Calciumionen in den extrazellulären Raum eine Entspannung des VSMC, wodurch es zur zellulären Hyperpolarisierung und damit zur Vasodilatation kommt. Der Gefäßtonus ist daher abhängig von der Rate des Ca^{2+}-Zustroms im Vergleich zum Ca^{2+}-Abstrom, was wiederum durch intrinsische und extrinsische Mechanismen reguliert wird [38, 39]. Intrinsische Regulatoren umfassen die endotheliale Sekretion (Stickoxid [NO], Prostacyclin, Endothelin), vasoaktive Metaboliten (durch Azidose und Hypoxie, Wasserstoffperoxid) sowie Gewebshormone wie Serotonin, Prostaglandine und Thromboxan A_2. Die extrinsische Regulation wird weitgehend durch die sympathische neuronale Kontrolle und durch vasoaktive Hormone wie Adrenalin, Angiotensin II und Vasopressin vermittelt.

Die ursächlichen Mechanismen, die diese molekularen Prozesse pathologisch beeinflussen, sind derzeit nur unvollständig geklärt. Eine Rolle zu spielen scheinen dabei

- eine durch Entzündungsmediatoren erhöhte NO-Produktion und Vasodilatation [40]
- eine durch Entzündungsmediatoren und Zytokine erhöhte Prostacyclin (PGI2)-Produktion und Vasodilatation [41]
- eine Endothelin-1 vermittelte Aktivierung spezieller Signalwege mit der Folge der verstärkten Freisetzung vasodilatativ wirkender Substanzen [42]
- freie Sauerstoffradikale [43]
- Hydrogensulfid über eine Verstärkung der NO-Wirkung [44]
- eine Hyperpolarisation spannungsabhängiger Kalium-Kanäle durch Hypoxie [45], Azidose [46] und erhöhte Lactatkonzentrationen [47]

Die Katecholaminresistenz bei der Vasoplegie kann möglicherweise auch beim Menschen mit einem im Tiermodell beobachteten Abfall der α-Rezeptoren-Expression erklärt werden [48, 49].

Schlussendlich ist auch die Vasopressinwirkung (☞ Kap. 3.6.1.) bei Schockzuständen gestört und dysreguliert. Vasopressin bewirkt über spezifische V_1-Rezeptoren auf der VSMC-Oberfläche eine Steigerung der intrazellulären Ca^{2+}-Konzentration, was zu einer Vasokonstriktion führt. Im septischen Schock steigt die Plasmakonzentration von Vasopressin in den frühen Stadien zwar zunächst an. Nach 24 Stunden fällt die Konzentration jedoch auf unternormale Werte, was einen Mechanismus für den Gefäßtonusverlust darstellen kann [50]. Darüber hinaus können V_2-Rezeptoren auf

Endothelzellen über die verstärkte NO-Synthese eine Vasodilatation bewirken [51].

4.3.5.2. Diagnostik

Die Diagnose einer Vasoplegie ergibt sich rein klinisch bei Nichtansprechen auf konventionelle Katecholamine.

4.3.5.3. Therapie

Normalerweise wirkt Noradrenalin vorwiegend an den Arteriolen, wo es zu einer Vasokontriktion und damit zu einer Blutdrucksteigerung führt. Dies setzt jedoch voraus, dass die Mechanismen der zellulären Signaltransduktion (☞ Kap. 1.1.2.), speziell die der Katecholaminwirkung, weiterhin ablaufen. Wie jedoch oben im Kap. 4.3.5.2. zur Pathophysiologie ausgeführt, sind genau diese Mechanismen bei der Vasoplegie multifaktoriell gestört. Es macht somit in dieser Situation auch keinen Sinn, zur Blutdrucksteigerung nur Noradrenalin einzusetzen. Daher wird die Vasoplegie wie bereits erwähnt auch als "katecholaminrefraktäre Hypotension" bezeichnet.

Im Rahmen der Therapie verschiedener Schockzustände haben in diesem Zusammenhang **Vasopressin** (☞ Kap. 3.6. und 5.2.) und zunehmend auch **Methylenblau** (☞ Kap. 3.11.) Bedeutung erlangt.

Wie bereits erwähnt, kommt es beim septischen Schock nach einem initialen Anstieg der Plasma-Vasopressinspiegel in den frühen Stadien innerhalb weniger Stunden zu einem signifikanten Vasopressinabfall ohne Rückkehr zum Ausgangswert [50].

> Die Vasopressinwirkung an den spezifischen V_1-Rezeptoren ist beim septischen Schock jedoch im Gegensatz zu der von Katecholaminen an deren speziellen Rezeptoren nicht gestört. Dies erklärt die Rationale, bei septischem Schock niedrig dosiertes Vasopressin zusätzlich zu Noradrenalin einzusetzen, um das Management dieser lebensbedrohlichen Erkrankung zu verbessern [52, 53].

Seit Februar 2015 ist Vasopressin als Arzneimittel (Empressin®, Firma Amomed) zur Behandlung der katecholaminrefraktären Hypotonie im septischen Schock in Deutschland zugelassen und verfügbar.

Auch im Bereich der anästhesiologischen und intensivmedizinischen Betreuung nach Eingriffen unter Einsatz der Herz-Lungen-Maschine konnten signifikante Effekte von Vasopressin und Methylenblau nachgewiesen worden, darunter auch erste Aussagen zur Verminderung der perioperativen Mortalität [37].

Wegen der kleinen Fallzahlen, die bisher untersucht wurden, sind Aussagen über Risikofaktoren für die Entwicklung einer Vasoplegie derzeit nur sehr begrenzt möglich [37]. Aus dem gleichen Grunde liegen keine Daten und Erklärungsansätze zu Therapieversagern vor. Wenngleich noch keine allgemeingültigen Empfehlungen ausgesprochen werden können, bietet die frühzeitige Gabe von Vasopressin oder von Methylenblau nach Ausschöpfung der Standardtherapie durchaus eine zusätzliche Option bei der akuten lebensbedrohlichen Vasoplegie [37].

4.4. Literatur

1. Hagendorff A, Tiemann K, Simonis G, Campo dell' Orto M, von Bardeleben S. Empfehlungen zur Notfallechokardiographie. Kardiologe 2014;8:45-64

2. Griffe MJ, Merkel M, Wei KS. The role of echocardiography in hemodynamic assessment of septic shock. Crit Care Clin 2010;26:365-382

3. Göpfert M, Groesdonk HV. Echokardiografie – Hämodynamisch fokussierte Echokardiografie. Anästhesiol Intensivmed Notfallmed Schmerzther 2014;49:696-704

4. Adams HA, Baumann G, Gänsslen A, Janssens U, Knoefel W, Koch T, Marx G, Müller-Werdan U, Pape HC, Prange W, Roesner D, Standl T, Teske W, Werner G, Zander R, IAG Schock. Die Definitionen der Schockformen. Intensivmed 2001;38:541-53

5. Standl T, Annecke T, Cascorbi I, Heller AR, Sabashnikov A, Teske W. The nomenclature, definition and distinction of types of shock. Dtsch Arztebl Int 2018;115: 757-68.

6. Adams HA, Baumann G, Cascorbi I, et al.: Interdisziplinäre Behandlungspfade: Hypovolämischer Schock. Eine Empfehlung der IAG Schock der DIVI. Monographie Deutscher Ärzteverlag, Köln, 2010.

7. Gänsslen A, Adams HA, Baumann G, et al.: Hämostase im Schock. Teil 4: Spezielle pathophysiologische Aspekte. Anästh Intensivmed 2016;57:58-67.

8. Mutschler M, Nienaber U, Brockamp T, Wafaisade A, Fabian T, Paffrath T, Bouillon B, Maegele M; TraumaRegister DGU. Renaissance of base deficit for the initial assessment of trauma patients: a base deficit based classifi-

cation for hypovolemic shock developed on data from 16,305 patients derived from the Trauma Register DGU. Crit Care 2013;17:R42.

9. Deitch EA, Condon M, Feketeova E, Machiedo GW, Mason L, Vinluan GM, Alli VA, Neal MD, Tomaio JN, Fishman JE, Durán WN, Spolarics Z. Trauma-hemorrhagic shock induces a CD36-dependent RBC endothelial-adhesive phenotype. Crit Care Med 2014;42:e200–10.

10. Slaughter AL, Nunns GR, D'Alessandro A, Banerjee A, Hansen KC, Moore EE, Silliman CC, Nemkov T, Moore HB, Fragoso M, Leasia K, Peltz ED. The metabolopathy of tissue injury, hemorrhagic shock and resuscitation in a rat model. Shock 2018; 49: 580–90 CrossRef MEDLINE

11. Karamercan M, Weiss S, Villarroel J, Guan Y, Werlin E, Figueredo R, Becker LB, Sims C. Can peripheral blood mononuclear cells be used as a proxy for mitochondrial dysfunction in vital organs during hemorrhagic shock and resuscitation? Shock 2013;40:476-84.

12. Song R, Bian H, Wang X, Huang X, Zhao K. Mitochondrial injury underlies hyporeactivity of arterial smooth muscle in severe shock. Am J Hypertension 2011;24:45-51.

13. Sherren PB, Hussey J, Martin R, Kundishora T, Parker M, Emerson B: Acute burn induced coagulopathy. Burns 2013;39:1157-61.

14. Mitra B, Wasiak J, Cameron PA, O'Reilly G, Dobson H, Cleland H. Early coagulopathy of major burns. Injury 2013;44:40-3.

15. Zander R. Flüssigkeitstherapie. 2. erweiterte Auflage. Bibliomed – Medizinische Verlagsgesellschaft mbH, Melsungen 2009.

16. https://www.awmf.org/uploads/tx_szleitlinien/079-001l_S3_Sepsis-Praevention-Diagnose-Therapie-Nachsorge_2020-03_01.pdf

17. Fleischmann C, Thomas-Rueddel DO, Hartmann M, Hartog CS, Welte T, Heublein S, Dennler U, Reinhart K. Hospital incidence and mortality rates of sepsis — an analysis of hospital episode (DRG) statistics in Germany from 2007 to 2013. Dtsch Arztebl Int 2016;113:159-66.

18. Singer M, Deutschman CS, Seymour CW, Shankar-Hari M, Annane D, Bauer M, Bellomo R, Bernard GR, Chiche JD, Coopersmith CM, Hotchkiss RS, Levy MM, Marshall JC, Martin GS, Opal SM, Rubenfeld GD, van der Poll T, Vincent JL, Angus DC. The Third International Consensus Definitions for Sepsis and Septic Shock (Sepsis-3). JAMA 2016;315:801-810.

19. Seymour CW, Liu VX, Iwashyna TJ, Brunkhorst FM, Rea TD, Scherag A, Rubenfeld G, Kahn JM, Shankar-Hari M, Singer M, Deutschman CS, Escobar GJ, Angus DC. Assessment of Clinical Criteria for Sepsis: For the Third International Consensus Definitions for Sepsis and Septic Shock (Sepsis-3). JAMA 2016;315:762-774.

20. Shankar-Hari M, Phillips GS, Levy ML, Seymour CW, Liu VX, Deutschman CS, Angus DC, Rubenfeld GD, Singer M; Sepsis Definitions Task Force. Developing a New Definition and Assessing New Clinical Criteria for Septic Shock: For the Third International Consensus Definitions for Sepsis and Septic Shock (Sepsis-3). JAMA 2016; 315 (8): 775-787.

21. Gotts EJ, Matthay MA. Sepsis: pathophysiology and clinical management. BMJ 2016;353:i1585.

22. Delano MJ, Ward PA. The immune system`s role in sepsis progression, resolution, and long term outcome. Immunological Reviews 2016;274:330-53.

23. Angus DC, van der Poll T. Severe sepsis and septic shock. N Engl J Med 2013;369:840-51.

24. Vincent JL, De Backer D. Circulatory Shock. N Engl J Med 2013;369:1726-34.

25. Antonucci A, Fiaccadori E, Donadello K, Taccone FS, Franchi F, Scolletta S. Myocardial depression in sepsis: From pathogenesis to clinical manifestations and treatment. J Crit Care 2014; 29:500-11.

26. Werdan K, Oelke A, Hettwer S, Nuding S, Bubel S, Hoke R, Russ M, Lautenschläger C, Mueller-Werdan U, Ebelt H. Septic cardiomyopathy: hemodynamic quantification, occurence, and prognostic implications. Clin Res Cardiol 2013;100:661-68.

27. Shankar-Hari M, Phillips GS, Levy ML, Seymour CW, Liu VX, Deutschman CS, Angus DC, Rubenfeld GD, Singer M; Sepsis Definitions Task Force. Developing a New Definition and Assessing New Clinical Criteria for Septic Shock: For the Third International Consensus Definitions for Sepsis and Septic Shock (Sepsis-3). JAMA 2016;315:775-87.

28. Cecconi M, De Backer D, Antonelli M, Beale R, Bakker J, Hofer C, Jaeschke R, Mebazaa A, Pinsky MR, Teboul JL, Vincent JL, Rhodes A. Consensus on circulatory shock and hemodynamic monitoring. Task force of the European Society of Intensive Care Medicine. Intensive Care Med 2014;40:1795-815.

29. Triggiani M, Montagni M, Parente R, Ridolo E. Anaphylaxis and cardiovascular diseases: a dangerous liaison. Curr Opin Allergy Clin Immunol 2014;14:309-15.

30. Ring J, Beyer K, Biedermann T, Bircher A, Duda D, Fischer J, Friedrichs F, Fuchs T, Gieler U, Jakob T, Klimek L, Lange L, Merk HF, Niggemann B, Pfaar O, Przybilla B, Rueff F, Rietschel E, Schnadt S, Seifert R, Sitter H, Varga EM, Worm M, Brockow K. Guideline for acute therapy and management of anaphylaxis: S2 Guideline of the German Society for Allergology and Clinical Immunology (DGAKI), the Association of German Allergologists (AeDA), the Society of Pediatric Allergy and

Environmental Medicine (GPA), the German Academy of Allergology and Environmental Medicine (DAAU), the German Professional Association of Pediatricians (BVKJ), the Austrian Society for Allergology and Immunology (ÖGAI), the Swiss Society for Allergy and Immunology (SGAI), the German Society of Anaesthesiology and Intensive Care Medicine (DGAI), the German Society of Pharmacology (DGP), the German Society for Psychosomatic Medicine (DGPM), the German Working Group of Anaphylaxis Training and Education (AGATE) and the patient organization German Allergy and Asthma Association (DAAB). Allergo J Int 2014; 23:96-112

31. Wood GC, Boucher AB, Johnson JL, Wisniewski JN, Magnotti LJ, Croce MA, Swanson JM, Boucher BA, Fabian TC. Effectiveness of pseudoephedrine as adjunctive therapy for neurogenic shock after acute spinal cord injury: a case series. Pharmacotherapy 2014;34:89-93.

32. Furer A, Wessler J, Burkhoff D. Hemodynamics of cardiogenic shock. Interv Cardiol Clin 2017;6:359-71.

33. Werdan K, Ruß M, Buerke M, Engelmann L, Ferrari M, Friedrich I, Geppert A, Graf J, Hindricks G, Janssens U, Pieske BM, Prondzinsky R, Reith S, Trappe HJ, Zehender M, Zerkowski HR, Zeymer U, Adams HA, Briegel J, Delle-Karth G, Schöndube FA, Schwaab B, Bode C, Christoph A, Erbel R, Fuhrmann JT, Strasser R, Figulla HR, Görge G, Schmitt D, Schuler G, Silber RE, Tebbe U, Zwißler B.. Deutsch-österreichische S3-Leitlinie Infarktbedingter kardiogener Schock – Diagnose, Monitoring und Therapie. Kardiologe 2011;5:166-224.

34. http://www.rettungsdienst-updates.de/die-praklinische-gabe-von-sauerstoff-teil-1-das-akute-koronarsyndrom-acs/

35. Nuding S, Werdan K, Prondzinsky R. Optimal course of treatment in acute cardiogenic shock complicating myocardial infarction. Expert Rev Cardiovasc Ther 2018;16:99-112.

36. Pich H, Heller AR. Obstruktiver Schock. Anaesthesist 2015;64:403-19.

37. Groeben H , Böttiger BW, Schäfer M, Heine J. Katecholaminrefraktäre Hypotension - aktuelle Entwicklungen. Anästhesiol Intensivmed Notfallmed Schmerzther 2005;40:412-418.

38. Lambden S, Creagh-Brown BC, Hunt J, Summers C, Forni LG. Definitions and pathophysiology of vasoplegic shock. Crit Care 2018;22:174.

39. Levick JR. An introduction to cardiovascular physiology. Abingdon: CRC Press; 2011.

40. Lange M, Enkhbaatar P, Nakano Y, Traber DL. Role of nitric oxide in shock: the large animal perspective. Front Bioscie 2009;14:1979-89.

41. Endo H, Akahoshi T, Kashiwazaki S. Additive effects of IL-1 and TNF on induction of prostacyclin synthesis in human vascular endothelial cells. Biochem Biophys Res Commun 1988;156:1007-14.

42. Yeager ME, Belchenko DD, Nguyen CM, Colvin KL, Ivy DD, Stenmark KR. Endothelin-1, the unfolded protein response, and persistent inflammation: role of pulmonary artery smooth muscle cells. Am J Respir Cell Mol Biol 2012;46:14-22.

43. Liaudet L, Rosenblatt-Velin N, Pacher P. Role of peroxynitrite in the cardiovascular dysfunction of septic shock. Curr Vasc Pharmacol 2013;11:196-207.

44. Ali MY, Ping CY, Mok YY, Ling L, Whiteman M, Bhatia M, Moore PK. Regulation of vascular nitric oxide in vitro and in vivo; a new role for endogenous hydrogen sulphide? Br J Pharmacol 2006;149:625-34.

45. Landry DW, Oliver JA. The ATP-sensitive K+ channel mediates hypotension in endotoxemia and hypoxic lactic acidosis in dog. J Clin Invest 1992;89:2071-4.

46. Davies NW. Modulation of ATP-sensitive K+ channels in skeletal muscle by intracellular protons. Nature 1990;343:375-7.

47. Keung EC, Li Q. Lactate activates ATP-sensitive potassium channels in Guinea pig ventricular myocytes. J Clin Invest 1991;88:1772-7.

48. Roth BL, Spitzer JA. Altered hepatic vasopressin and alpha 1-adrenergic receptors after chronic endotoxin infusion. Am J Phys 1987;252:E699-702.

49. Hwang TL, Lau YT, Huang SF, Chen MF, Liu MS. Changes of alpha 1-adrenergic receptors in human liver during intraabdominal sepsis. Hepatology 1994;20:638-42.

50. Landry DW, Levin HR, Gallant EM, Ashton RC Jr, Seo S, D'Alessandro D, Oz MC, Oliver JA. Vasopressin deficiency contributes to the vasodilation of septic shock. Circulation 1997;95(5):1122-5.

51. Barrett LK, Singer M, Clapp LH. Vasopressin: mechanisms of action on the vasculature in health and in septic shock. Crit Care Med 2007;35(1):33-40.

52. Sharshar T, Blanchard A, Paillard M, Raphael JC, Gajdos P, Annane D. Circulating vasopressin levels in septic shock. Crit Care Med 2003;31: 1752-8.

53. Holt NF, Haspel KL. Vasopressin: a review of therapeutic applications. J Cardiothorac Vasc Anesth 2010;24: 330-47.

Konzept der Dekatechol-aminisierung

5. Konzept der Dekatecholaminisierung

In Kapitel 4.3.5. wurde auf eine Problematik verwiesen, die der Intensivmediziner als Vasoplegie oder vasoplegisches Syndrom bezeichnet.

> Als Vasoplegie bezeichnet man eine Lähmung der glatten Gefäßmuskulatur, die zu einer Vasodilatation und damit Hypotension führt.

Auf die Pathomechanismen dieses Phänomens wurde bereits in Kapitel 4.3.5.1. eingegangen. Besonders erwähnenswert sei an dieser Stelle noch einmal die alternativ verwendete Bezeichnung "katecholaminrefraktäre Hypotension".

In diesem Kapitel sollen die Besonderheiten und die klinischen Konzepte im Umgang mit dieser speziell bei Sepsis und septischem Schock auftretenden Komplikation dargestellt werden. Da jedoch auch die sogenannte katecholaminerge kardiale Toxizität Grenzen beim Einsatz von Katecholaminen aufzeigt, ergibt sich dadurch eine weitere Rationale für das Konzept der Dekatecholaminisierung

5.1. Grundlagen und theoretisches Konzept

Auf die Bedeutung der Katecholamine bei der Regulation des Herz-Kreislauf-Systems unter physiologischen Bedingungen und bei Schockzuständen sowie als Therapeutika, die dem Körper bei bestimmten Indikationen zugeführt werden, wurde bereits mehrfach eingegangen (☞ Kap. 1.3., 3.2.-3.5., 4.1. und 4.3.). Es steht außer Frage, dass dem Organismus bei Schockzuständen unterschiedlicher Genese durch die sich einstellende und manifestierende schwere Kreislaufstörung mit

- verminderter kapillärer Blutzirkulation
- Hypoxämie und in letzter Konsequenz
- Kreislauf- und Stoffwechselversagen

schwere Schäden, Einzelorgan- oder Multiorganversagen drohen, was schlussendlich letal enden kann.

> Noradenalin wird aktuell von verschiedenen Leitlinien als "Mittel der Wahl" zur Wiederherstellung und Aufrechterhaltung eines im Rahmen einer Sepsis reduzierten peripheren Gefäßwiderstandes empfohlen. Dies gründet sich allerdings in erster Linie auf Expertenerfahrung und wenige Vergleichsstudien mit Dopamin, bei denen Noradrenalin einer Therapie mit Dopamin überlegen war.

Entsprechend ist das Konzept der Noradrenalin- und generell der Gabe der Katecholamine

- Adrenalin (auch Epinephrin genannt)
- Dobutamin und
- Dopamin

– bei aller Selbstverständlichkeit und Häufigkeit, mit der die Substanzen im klinischen Alltag bei verschiedenen Notfallsituationen eingesetzt werden – keineswegs unumstritten [1]. Die gängigen Nebenwirkungen von Noradrenalin wie periphere Ischämie, reflektorische Bradykardie und Herzrhythmusstörungen betreffen Mechanismen der Herz-Kreislauf-Regulation, die unter diesen Umständen ja ohnehin massiv gestört ist. Hinzu kommen aber beispielsweise auch hyperglykämische Zustände und komplexe systemische Nebenwirkungen wie Immunsuppression und eine infektionsfördernde Wirkung [2].

In Kapitel 4.3.5. wurde bereits darauf hingewiesen, dass für die Vasoplegie bis heute kein Konsens bezüglich einer einheitlichen klinischen Definition gefunden wurde. Umso erstaunlicher ist, dass es sich bei dem weit häufiger gebrauchten Begriff der Hypotonie, zumindest aus intensivmedizinischer Sicht, ähnlich verhält. Weis et al. definierten 2006 eine therapiebedürftige Hypotonie aus postoperativer Sicht, basierend auf einer Untersuchung an etwa 1.500 herzchirurgischen Patienten [3]. Danach traf dies zu bei einer Vasopressor-Abhängigkeit mit einer Noradrenalin-Dosis von >0,1 µg/kg/min für zumindest drei Stunden, und die entsprechende Inzidenz auf der Intensivstation lag bei 27 % [3]. Die Vasopressor-abhängigen Patienten wiesen im Vergleich zu den nicht-abhängigen eine um 7,5 % höhere Mortalität auf. Zudem zeigte sich bei ihnen eine höhere Inzidenz einer postoperativen Niereninsuffizienz sowie eine längere Beatmungsdauer. Ein hypotoner Kreislaufzustand war bei diesem Patientengut mit einem negativem *Outcome* assoziiert.

Verschiedene Guidelines empfehlen bei Sepsispatienten sowie bei Patienten im postoperativen herzchirugischen Spektrum

- den mittleren arteriellen Druck (MAP, ☞ Kap. 1.2.3.) in einem Bereich von 60 bis 90 mmHg einzustellen
- den systolischen Blutdruck zwischen 90 und 140 mmHg einzustellen und
- gegen Hypotonie eine katecholaminerge Vasopressor-Therapie einzusetzen [4-6]

Doch speziell beim klinischen Einsatz von Noradrenalin birgt dieses Vorgehen Risiken, da die Mortalität mit zunehmender Noradrenalin-Dosis steigt, wie Belletti et al. in einem systematischen Review und einer Metaanalyse randomisierter Studien zeigen konnten [7]. Dass es sich hierbei quasi um ein Epiphänomen einer ohnehin schwerkranken Patientenklasse handelt, ist vordergründig erst einmal naheliegend. Doch in einer deutschen Studie [8] zur katecholaminergen kardialen Toxizität wiesen immerhin 54 von 112 (48,2 %) eingeschlossenen Patienten unter Katecholamin-Gabe unerwünschte kardiale Nebenwirkungen wie z.B. Tachyarrhythmien oder myokardiale Zellschäden infolge eines erhöhten myokardialen Sauerstoffverbrauchs auf. Zudem zeigte sich, dass die Gesamtzahl der kardialen Nebenwirkungen und Schäden signifikant und unabhängig mit dem Ausmaß und der Dauer der katecholaminergen Vasopressor-Therapie assoziiert war und im Zusammenhang mit Morbidität und Mortalität der Patienten stand. Die Rationale einer Noradrenalin-Gabe zur Erhöhung des mittleren arterielle Blutdrucks ist prognostisch und damit schlussendlich auch pathophysiologisch nicht restlos überzeugend [9], und spätestens bei Ausbildung einer Vasoplegie muss der Hypotonie therapeutisch auf alternativen Wegen begegnet werden.

> Das Konzept der Dekatecholaminisierung beruht somit auf zwei Rationalen:
>
> - dem potentiell möglichem Auftreten einer Vasoplegie sowie
> - der katecholaminergen kardialen Toxizität, die auch Fragen bezüglich der kausalen Wirksamkeit aufwirft.

5.2. Konzepte für die Praxis

5.2.1. Herzchirurgie

Einsatz von Vasopressin

Im Zusammenhang mit dem Konzept der Dekatecholaminisierung wurde in den Kapiteln 3.6. und 4.3.5.4. bereits auf Vasopressin, oft auch Antidiuretisches Hormon (ADH), Argipressin oder Arginin-Vasopressin genannt, eingegangen. Vasopressin ist kein Katecholamin und wirkt über völlig andere molekulare Mechanismen und Rezeptoren (☞ Kap. 3.6.1.). Zudem präsentiert sich die Hypotonie im Rahmen der Vasoplegie zwar wie schon erwähnt als katecholaminrefraktär, nicht aber als vasopressinrefraktär. Und es gibt weitere Argumete für einen Einsatz dieses Wirkstoffes: Patienten mit vasodilatatorischem Schock nach herzchirurgischen Maßnahmen scheinen eine relative Insuffizienz von körpereigenem Vasopressin aufzuweisen [10]. Bereits 2001 konnte eine retrospektive Untersuchung zeigen, dass Vasopressin zusätzlich zu Noradrenalin einerseits zu einer Steigerung des Blutdrucks und andererseits zu einer Senkung der Herzfrequenz und des mittleren pulmonalarteriellen Blutdruck führt [11]. Allerdings fehlten damals Daten zur Wirkung im Intensivbereich. Doch schon ein Jahr später konnte die gleiche Arbeitsgruppe um Dünser et al. nachweisen, dass sich bei der Hälfte der Patienten mit neu aufgetretenen supraventrikulären Tachyarrhythmien nach Einleitung einer Vasopressin-Gabe und Reduktion von Noradrenalin wieder ein normaler Sinusrhythmus einstellte [12]. Wiederum ein Jahr später konnten die Ergebnisse dieser Studie in einer prospektiven Studie bestätigt werden [13].

VANCS-Studie

2017 wurde mit der VANCS-Studie zu 330 herzchirurgischen Patienten eine prospektive multizentrische Studie veröffentlicht, in der hypotone Patienten mit vasoplegischem Schock entweder mit Noradrenalin oder mit Vasopressin behandelt wurden [14]. Der primäre Endpunkt dieser Studie setzte sich aus Mortalität oder einer schweren Komplikation (Schlaganfall, Beatmung über mehr als 48 Stunden, akute Niereninsuffizienz) zusammen. Im Vergleich zu Noradrenalin führte die Gabe von Vasopressin zu einem signifikant besseren ereignisfreien Überleben. Nach 30 Tagen trat der primäre Endpunkt bei 32 % der Vasopressin-

Patienten im Vergleich zu 49 % der Noradrenalin-Patienten auf (HR 0,55; 95% CI 0,38-0,80; p= 0.0014; ☞ Abb. 5.1). Akutes Nierenversagen sowie Vorhofflimmern (63,8 % vs. 82,1 %, p=0,0004) traten bei den mit Vasopressin behandelten Patienten signifikant seltener auf.

▶ VASST-Studie

Diese Ergebnisse bestätigt die schon 2008 publizierte VASST (*Vasopressin and Septic Shock Trial*)-Studie [15]. Dort konnte gezeigt werden, dass Patienten im septischen Schock mit renalem Risiko (laut RIFLE-Kriterium "*Risk*" definiert für Patienten mit 1,5-fach erhöhtem Serum-Kreatinin) nach 28 Tagen signifikant seltener eine Nierenersatztherapie benötigen, wenn sie zusätzlich zu ihrer Vasopressor-Therapie Vasopressin erhielten (☞ Abb. 5.2).

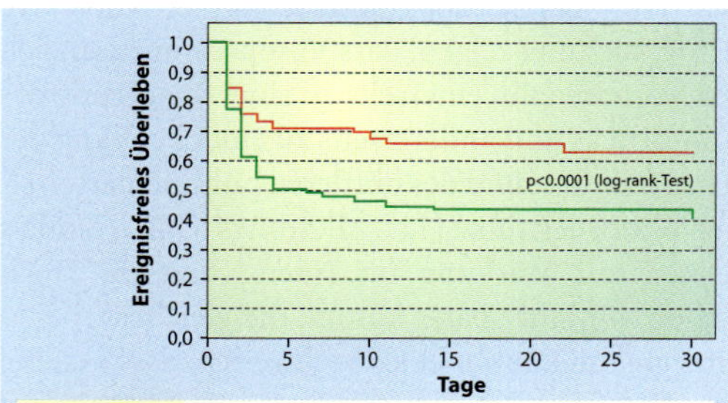

Risikopatienten							
Noradrenalin	151	49	45	43	43	43	41
Argipressin	149	83	80	78	77	77	75

Abb. 5.1: VANCS-Studie: Ereignisfreies Überleben unter Vasopressin versus Noradrenalin. Modif. nach [14].

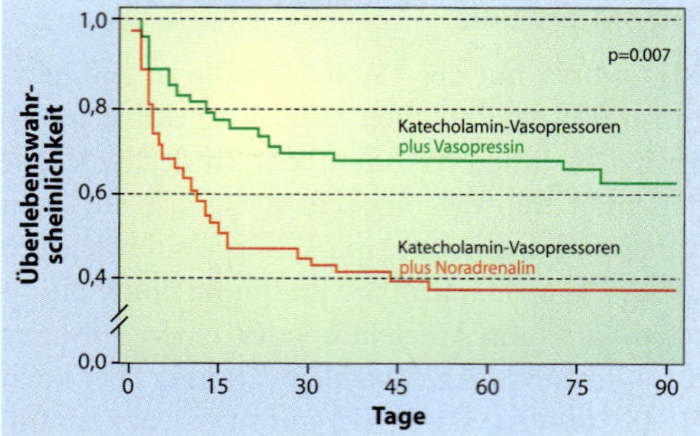

Abb. 5.2: VASST-Studie: Überlebenschancen bei Risiko für Niereninsuffizienz unter Vasopressor-Therapie plus Vasopressin versus plus Noradrenalin. Modif. nach [15].

Knotzer et al. berichteten in einer Studie [16] über Vorhofflimmern als unabhängigen Risikofaktor für die Mortalität, wobei Noradrenalin, speziell in hoher Dosierung bei chirurgischen Intensivpatienten einen Risikofaktor für supraventrikuläre Tachyarrhythmien darstellt. Vasopressin, bei septischen Schockpatienten frühzeitig innerhalb von sechs Stunden nach der Katecholamin-Einleitung eingesetzt, ist nach Reardon et al. hingegen mit einer signifikant verminderten Inzidenz neu aufgetretener Arrhythmien assoziiert [17].

■ Protektive Betablocker-Wirkung

Im Zusammenhang mit der Katecholamin-Gabe sind uns in diesem Abschnitt immer wieder kardiale Nebenwirkungen, speziell in Form supraventrikulärer Tachyarrhythmien, begegnet. Nun liegt der Gedanke nahe, das Herz in geeigneter Form entsprechend vor den diesbezüglichen Katecholamin-Nebenwirkungen zu schützen. Betablocker senken über die Blockade der β_1-Adrenozeptoren (☞ Kap. 1.3.2.) am Herzmuskel die Sinusfrequenz (negativ chronotrope Wirkung), außerdem verlangsamen sie die AV-Überleitung (negativ dromotrope Wirkung) und vermindern die myokardiale Erregbarkeit (negativ bathmotrope Wirkung; ☞ Kap. 3.1.2.).

2015 interessierte die Arbeitsgruppe um Sezai et al., ob man durch eine kardioselektive Betablockade die kardiale Katecholamin-Toxizität reduzieren und die Inzidenz postoperativer supraventrikulärer Tachyarrhythmien senken kann [18]. Zum Einsatz kam dabei Landiolol. Dieser Wirkstoff ist mit einer Plasmahalbwertszeit von gerade einmal vier Minuten extrem kurz und zudem auch noch hoch-kardioselektiv wirksam [19]. Landiolol wird intravenös verabreicht und ist in seiner Wirkung gut steuerbar. Der Wirkeintritt erfolgt innerhalb von einer Minute und damit noch rascher als der von Esmolol [20], ein seit mehr als 20 Jahren ebenfalls im Intensivbereich eingesetzter sehr kurz wirksamer Betablocker. Zudem ist auch die Kardioselektivität von Landiolol 7- bis 8-mal höher als die von Esmolol [21].

In der PLATON-Studie [18] wurden die Sicherheit und Effektivität von Landiolol in der Prävention von postoperativem Vorhofflimmern (POAF) nach Herzchirurgie bei Patienten mit linksventrikulärer Dysfunktion untersucht. POAF trat nur bei drei Patienten (10 %) in der Landiolol-Gruppe

(3 µg/kg/min) vs. 12 Patienten (40 %) in der Kontrollgruppe auf (p=0,002). Die Patienten aus der Landiolol-Gruppe hatten zudem einen signifikant kürzeren stationären Aufenthalt (p=0,019). Ein negativer Effekt von Landiolol auf den Blutdruck wurde nicht beobachtet.

5.2.2. Sepsispatienten

Studienlage

In der prospektiven, multizentrischen, longitudinalen INSEP-Studie wurden 11.883 Patienten auf 133 ICUs an 95 Krankenhäusern in Deutschland über einen Zeitraum von knapp einem Monat beobachtet. 1.503 Patienten (12,6 %) waren als Patienten mit schwerer Sepsis bzw. schwerem septischen Schock diagnostiziert worden. In 860 Fällen (57,2 %) wurden die Infektionen als solche mit nosokomialen Ursprung bewertet. Die ICU-Mortalität betrug bei Patienten mit schwerer Sepsis/septischem Schock 34,3 % und 6 % bei Patienten ohne Sepsis. Die gesamte Krankenhausmortalität von Patienten mit schwerer Sepsis bzw. schwerem septischen Schock lag bei 40,4 %.

Die oben genannten erschreckenden Zahlen aus der INSEP-Studie betonen auch an dieser Stelle noch einmal die überragende sozialmedizinische Bedeutung der Sepsisthematik. Auch im Management des septischen Schocks spielen katecholaminerge Vasopressoren eine große Rolle, und auch hier stellt sich die Frage, ob man ebenso wie bei kardiochirurgischen Patienten die Katecholamin-Toxizitäten minimieren kann. Die Evidenz, mit der Noradrenalin in den Guidelines zum Management des septischen Schocks als Vasopressor erster Wahl genannt wird, ist nur moderat, und noch problematischer wird die Bewertung seines Einsatzes, wenn man realisiert, dass die Kardiotoxizität und auch die Mortalitätsrate umso höher ausgeprägt sind bzw. ausfallen, je höher Noradrenalin dosiert wird. Martin et al. präsentierten 2016 Daten aus einer Studie an 324 Patienten in septischem Schock, die mit Noradrenalin behandelt wurden [23]. Die Beobachtungsstudie war retrospektiv und nichtinterventionell und wurde auf einer ICU mit 15 Betten an einem akademischen Lehrkrankenhaus über einen Zeitraum von etwas mehr als vier Jahren durchgeführt. Mit 48 % lag die Gesamtmortalität noch höher als in der INSEP-Studie und bei Patienten, die mehr als 1 µg/kg/min Noradrenalin erhalten hatten, erreichte sie gar 90 %. Zwar spielten nach Ansicht der Autoren neben der Noradrenalin-Dosis noch drei weitere unabhängige Faktoren im Zusammenhang mit der Mortalität eine Rolle (Alter, Thrombozytopenie und eine Urinausscheidung von weniger 500 ml). Dennoch unterstreichen auch die Ergebnisse dieser Studie die potentielle Gefahr einer Katecholamin-Toxizität.

Einsatz von Vasopressin

Aus der VASST-Studie von 2008 ist bekannt, dass Vasopressin in früher Kombination mit Noradrenalin die Überlebensrate verbessert. Russel [24] gibt drei Gründe als Rationale für den Einsatz von Vasopressin beim septischen Schock an: 1. eine Minderausschüttung von körpereigenem Vasopressin in dieser kritischen Situation, 2. weil eine Niedrigdosis-Infusion von Vasopressin den Blutdruck unter Minderverbrauch von Noradrenalin bei gleichzeitig verbesserter Nierenfunktion stabilisiert, und 3. die aus der VASST-Studie abgeleitete Erkenntnis, dass niedrig dosiertes Vasopressin die Mortalität beim septischen Schock verringern kann. In VASST war die 28-Tage-Mortalität mit 26,5 % unter Vasopressin vs. 35,7 % unter Noradrenalin (p=0,04) signifikant geringer bei denjenigen Patienten, die einen Noradrenalin-Bedarf von <15 µg/min hatten [24]. Von einer Vasopressin-Gabe profitieren also vor allem Patienten mit moderatem septischen Schock, die noch keinen exzessiven Vasopressor-Bedarf aufweisen. Eine Subanalyse von VASST untermauert diese These: Auch Patienten mit einem niedrigen Lactatwert von unter 1,4 mmol/l profitierten signifikant von Vasopressin mit reduzierter 28-Tage Mortalität [25]. Schlussendlich ist der Einsatz von Vasopressin innerhalb von sechs Stunden auch mit einem signifikant geringeren Auftreten von Vorhofflimmern oder ventrikulären Tachykardien verbunden [18]. Nach Reardon et al. kam es in der Gruppe der 35 Patienten mit früher Vasopressin-Gabe (bis 6 Stunden nach Katecholaminisierung) bei 37,1 % zu Arrhythmien, in der Gruppe der 36 Patienten mit später Vasopressin-Gabe (6-48 Stunden nach Katecholaminisierung) bei 62,9 %. Im Vergleich der beiden Gruppen bezüglich der Mortalität und der Dauer des Aufenthaltes auf der ICU oder im Krankenhaus zeigten sich keine Unterschiede [18].

Protektive Betablocker-Wirkung

Wie bereits in Kap. 5.2.1. ausgeführt, stellt die Gabe von Betablockern eine der Möglichkeiten dar, den sogenannten adrenergen Stress zu reduzieren und nachteilige Konsequenzen einer überschüssige Katecholamin-Freisetzung zu antagonisieren. Die Rolle der Betablocker bezüglich weiterer pleiotroper Effekte wie die einer Kardioprotektion, der Verbesserung der Pumpleistung und der metabolischen Effizienz, der Entzündungshemmung, der Antithrombose und einer Immunmodulation in der Sepsis ist Gegenstand laufender Forschungsaktivitäten. Wie Walkey et al. in einer retrospektiven Kohortenstudie an fast 40.000 Patienten zeigten, war eine intravenöse Betablockertherapie bei Patienten mit Vorhofflimmern und Sepsis mit einer geringeren Krankenhaus-Mortalität assoziiert als dies bei Gabe von Calciumkanalblockern, Digoxin oder Amiodaron der Fall war [25]. Die Verringerung der Herzfrequenz durch den kurzwirksamen Betablocker Esmolol bewirkt bei Patienten mit septischem Schock eine verbesserte arterielle Volumenelastizität, was mit einer insgesamt verbesserten kardiovaskulären Effektivität einhergeht [20]. Bereits drei Jahre zuvor war unter Esmolol eine signifikante Verbesserung der Mortalität bei Sepsis-Patienten beobachtet worden. Morelli et al. konnten zeigen, dass die 28-Tage-Mortalität bei 49,3 % vs. 80,5 % in der Kontrollgruppe unter Standardbehandlung lag (p<0,001) [27]. Der schon in Kap. 5.2.1. erwähnte ultrakurz wirksame i.v. Betablocker Landiolol besitzt im Vergleich zu Esmolol eine 7- bis 8-fach höhere Kardioselektivität [21]: Die Senkung der Herzfrequenz fällt stärker aus, während die Blutdrucksenkung geringer ausgeprägt ist. Landiolol ermöglicht in der Sepsis im Vergleich zu einer Kontrollgruppe ohne Landiolol eine höhere Konversionsrate in den Sinusrhythmus (69 %) ohne eine Verschlechterung der hämodynamischen Situation [28]. Inwieweit sich Landiolol bei der Therapie von Sepsispatienten zur Kontrolle von tachykarden Rhythmusstörungen etablieren kann, ist aktuell Gegenstand laufender Studien (Landi-SEP und STRESS-L).

5.3. Angiotensin II

In Kapitel 3.9. wurde bereits auf die pharmakologischen Aspekte von Angiotensin II (AT-II) im Zusammenhang mit dem Renin-Angiotensin-Aldosteron-System (RAAS) eingegangen.

Eine noch recht aktuelle Studie zum möglichen Stellenwert von AT-II bei der Vasoplegie präsentierten Khanna et al. 2017 [29]. Im Rahmen der ATHOS-3-Studie erhielten von 321 Patienten mit vasodilatorischem Schock und unter einer vasopressorischen Therapie von mehr als 0,2 µg Noradrenalin/kg KG oder unter äquivalenter vasopressorischer Dosierung 163 Patienten zusätzlich AT-II und 158 Placebo. Der primäre Endpunkt war das Ansprechen des mittleren arteriellen Blutdrucks (MAD) innerhalb von 3 Stunden nach Infusionsbeginn, definiert als MAD-Erhöhung von entweder mindestens 10 mmHg oder auf mindestens 75 mm Hg, wobei die Dosierung des primären Vasopressors unverändert blieb.

Der primäre Endpunkt wurde von mehr Patienten in der AT-II-Gruppe (114/163 Patienten, 69,9 %) als in der Placebo-Gruppe (37/158 Patienten, 23,4 %) erreicht (OR 7,95; 95 % CI 4,76-13,3; p<0,001). Nach 48 Stunden war die mittlere Verbesserung des SOFA-Scores (☞ Kap. 4.3.2. und Tab. 4.4) in der AT-II-Gruppe größer als in der Placebo-Gruppe (-1,75 vs. -1,28, p=0,01). Schwerwiegende unerwünschte Ereignisse wurden bei 60,7 % der Patienten in der AT-II-Gruppe und bei 67,1 % in der Placebo-Gruppe berichtet. Der Tod bis zum 28. Tag trat bei 75 von 163 Patienten (46 %) in der AT-II-Gruppe und bei 85 von 158 Patienten (54 %) in der Placebo-Gruppe auf (HR 0,78; 95 % CI: 0,57-1,07; p=0,12) [29]. AT-II erhöhte somit effektiv den Blutdruck bei Patienten mit vasodilatatorischem Schock, die nicht auf hohe Dosen herkömmlicher Vasopressoren ansprachen.

Auch in der Herzchirurgie mehren sich die Anzeichen, dass hypotone Patienten mit vasoplegischem Syndrom von der zusätzlichen AT-II-Gabe zu profitieren scheinen [30].

Im Juni 2019 bekam Giapreza™ (AT-II-Acetat) von der EMA eine positive Empfehlung für die Behandlung der refraktären Hypotonie bei Erwachsenen mit septischem Schock oder anderen Formen des distributiven Schocks.

5.4. Methylenblau

Der aktuelle Stand des Einsatzes von Methylenblau (MB) wurde schon in Kapitel 3.12. beschrieben. Es mehren sich die Berichte darüber, dass die zusätzliche Gabe von MB zur Standardtherapie bei der Vasoplegie einen Blutdruckanstieg bei gleichzeitig rückläufiger Katecholamin-Bedürftigkeit bewirkt. Unklar ist, ob eine frühzeitige MB-Gabe bei Vasoplegie von Vorteil ist.

5.5. Zusammenfassung

Sowohl in der kardiochirurgischen Intensivtherapie als auch bei der Sepsis und beim septischen Schock sind der Schweregrad und die Dauer der Hypotonie mit einem negativem *Outcome* assoziiert. Das Dilemma hierbei ist, dass katecholaminerge Vasopressoren aufgrund der sogenannten katecholaminergen kardialen Toxizität zu unerwünschten kardialen Nebenwirkungen führen können. Als alternativer Vasopressor eignet sich besonders Vasopressin, da es, verglichen mit Noradrenalin, aufgrund seines Wirkungsmechanismus auf V_1- und V_2-Rezeptoren zu keinen negativen Effekten an der Niere, im Pulmonalkreislauf und am Herzen kommt. Hochkardioselektive und ultrakurz wirkende Betablocker wie z.B. Landiolol scheinen eine vielversprechende Möglichkeit zu sein, die katecholaminerge Überaktivierung und die daraus resultierenden Arrhythmien zu minimieren und tachykarde Rhythmusstörungen bei der Sepsis und im septischen Schock besser bewältigen zu können als mit bisher verfügbaren Substanzen.

AT-II und MB werden in ihrer potentiellen Eigenschaft als Therapeutika bei der Vasoplegie sicherlich weiter im Blickpunkt des Interesses und der Forschung verbleiben. Über einen genaueren praktischen Stellenwert beider Wirkstoffe bei dieser Indikation wird man in den nächsten Jahren je nach Studienlage dann auch exaktere Aussagen treffen können.

5.6. Literatur

1. Singer M. Catecholamine treatment for shock – equally good or bad? Lancet 2007;370:636-7.

2. Stolk RF, van der Poll T, Angus DC, van der Hoeven JG, Pickkers P, Kox M. Potentially Inadvertent Immunomodulation: Norepinephrine Use in Sepsis. Am J Respir Crit Care Med 2016;194:550-8.

3. Weis F, Kilger E, Beiras-Fernandez A, Nassau K, Reuter D, Goetz A, Lamm P, Reindl L, Briegel J. Association between vasopressor dependence and early outcome in patients after cardiac surgery. Anaesthesia 2006;61:938-42.

4. Stephens RS, Whitman GJ. Postoperative Critical Care of the Adult Cardiac Surgical Patient. Part I: Routine Postoperative Care. Crit Care Med 2015;43:1477-97.

5. Rhodes A, Evans LE, Alhazzani W, Levy MM, Antonelli M, Ferrer R, Kumar A, Sevransky JE, Sprung CL, Nunnally ME, Rochwerg B, Rubenfeld GD, Angus DC, Annane D, Beale RJ, Bellinghan GJ, Bernard GR, Chiche JD, Coopersmith C, De Backer DP, French CJ, Fujishima S, Gerlach H, Hidalgo JL, Hollenberg SM, Jones AE, Karnad DR, Kleinpell RM, Koh Y, Lisboa TC, Machado FR, Marini JJ, Marshall JC, Mazuski JE, McIntyre LA, McLean AS, Mehta S, Moreno RP, Myburgh J, Navalesi P, Nishida O, Osborn TM, Perner A, Plunkett CM, Ranieri M, Schorr CA, Seckel MA, Seymour CW, Shieh L, Shukri KA, Simpson SQ, Singer M, Thompson BT, Townsend SR, Van der Poll T, Vincent JL, Wiersinga WJ, Zimmerman JL, Dellinger RP . Surviving Sepsis Campaign: International Guidelines for Management of Sepsis and Septic Shock: 2016. Intensive Care Med 2017;43:304-377.

6. Dellinger RP, Schorr CA, Levy MM. A users' guide to the 2016 Surviving Sepsis Guidelines. Intensive Care Med 2017;43:299-303.

7. Belletti A, Musu M, Silvetti S, Saleh O, Pasin L, Monaco F, Hajjar LA, Fominskiy E, Finco G, Zangrillo A, Landoni G. Non-Adrenergic Vasopressors in Patients with or at Risk for Vasodilatory Shock. A Systematic Review and Meta-Analysis of Randomized Trials. PLoS One 2015;10:e0142605.

8. Schmittinger CA, Torgersen C, Luckner G, Schröder DC, Lorenz I, Dünser MW. Adverse cardiac events during catecholamine vasopressor therapy: a prospective observational study. Intensive Care Med 2012;38:950-8.

9. Dünser MW, Ruokonen E, Pettilä V, Ulmer H, Torgersen C, Schmittinger CA, Jakob S, Takala J. Association of arterial blood pressure and vasopressor load with septic shock mortality: a post hoc analysis of a multicenter trial. Crit Care 2009;13:R181.

10. Jochberger S, Velik-Salchner C, Mayr VD, Luckner G, Wenzel V, Falkensammer G, Ulmer H, Morgenthaler N, Hasibeder W, Dünser MW. The vasopressin and copeptin response in patients with vasodilatory shock after cardiac surgery: a prospective, controlled study. Intensive Care Med 2009;35:489-97.

11. Dünser MW, Mayr AJ, Ulmer H, Ritsch N, Knotzer H, Pajk W, Luckner G, Mutz NJ, Hasibeder WR. The effects of vasopressin on systemic hemodynamics in cate-

cholamine-resistant septic and postcardiotomy shock: a retrospective analysis. Anesth Analg 2001;93:7-13.

12. Dünser MW, Mayr AJ, Stallinger A, Ulmer H, Ritsch N, Knotzer H, Pajk W, Mutz NJ, Hasibeder WR. Cardiac performance during vasopressin infusion in postcardiotomy shock. Intensive Care Med 2002;28:746-51.

13. Dünser MW, Mayr AJ, Ulmer H, Knotzer H, Sumann G, Pajk W, Friesenecker B, Hasibeder WR. Arginine vasopressin in advanced vasodilatory shock: a prospective, randomized, controlled study. Circulation 2003;107 (18):2313-9.

14. Hajjar LA, Vincent JL, Barbosa Gomes Galas FR, Rhodes A, Landoni G, Osawa EA, Melo RR, Sundin MR, Grande SM, Gaiotto FA, Pomerantzeff PM, Dallan LO, Franco RA, Nakamura RE, Lisboa LA, de Almeida JP, Gerent AM, Souza DH, Gaiane MA, Fukushima JT, Park CL, Zambolim C, Rocha Ferreira GS, Strabelli TM, Fernandes FL, Camara L, Zeferino S, Santos VG, Piccioni MA, Jatene FB, Costa Auler JO Jr, Filho RK. Vasopressin versus Norepinephrine in Patients with Vasoplegic Shock after Cardiac Surgery: The VANCS Randomized Controlled Trial. Anesthesiology 2017;126:85-93.

15. Gordon AC, Russell JA, Walley KR, Singer J, Ayers D, Storms MM, Holmes CL, Hébert PC, Cooper DJ, Mehta S, Granton JT, Cook DJ, Presneill JJ. The effects of vasopressin on acute kidney injury in septic shock. Intensive Care Med 2010;36:83-91.

16. Knotzer H, Mayr A, Ulmer H, Lederer W, Schobersberger W, Mutz N, Hasibeder W. Tachyarrhythmias in a surgical intensive care unit: a case-controlled epidemiologic study. Intensive Care Med 2000;26:908-14.

17. Reardon DP, DeGrado JR, Anger KE, Szumita PM. Early vasopressin reduces incidence of new onset arrhythmias. J Crit Care 2014;29:482-5.

18. Sezai A, Osaka S, Yaoita H, Ishii Y, Arimoto M, Hata H, Shiono M. Safety and efficacy of landiolol hydrochloride for prevention of atrial fibrillation after cardiac surgery in patients with left ventricular dysfunction: Prevention of Atrial Fibrillation After Cardiac Surgery With Landiolol Hydrochloride for Left Ventricular Dysfunction (PLATON) trial. J Thorac Cardiovasc Surg 2015;150:957-64.

19. Plosker GL. Landiolol: a review of its use in intraoperative and postoperative tachyarrhythmias. Drugs 2013; 73:959-77.

20. Krumpl G, Ulc I, Trebs M, Kadlecová P, Hodisch J. Bolus application of landiolol and esmolol: comparison of the pharmacokinetic and pharmacodynamic profiles in a healthy Caucasian group. Eur J Clin Pharmacol 2017;73(4):417-428.

21. Nasrollahi-Shirazi S, Sucic S, Yang Q, Freissmuth M, Nanoff C. Comparison of the β-Adrenergic Receptor Antagonists Landiolol and Esmolol: Receptor Selectivity, Partial Agonism, and Pharmacochaperoning Actions. J Pharmacol Exp Ther 2016;359:73-81.

22. SepNet Critical Care Trials Group. Incidence of severe sepsis and septic shock in German intensive care units: the prospective, multicentre INSEP study. Intensive Care Med 2016;42:1980-1989.

23. Martin C, Medam S, Antonini F, Alingrin J, Haddam M, Hammad E, Meyssignac B, Vigne C, Zieleskiewicz L, Leone M. NOREPINEPHRINE: NOT TOO MUCH, TOO LONG. Shock 2015;44:305-9.

24. Russell JA. Bench-to-bedside review: Vasopressin in the management of septic shock. Crit Care 2011 11;15: 226.

25. Wacharasint P, Nakada TA, Boyd JH, Russell JA, Walley KR. Normal-range blood lactate concentration in septic shock is prognostic and predictive. Shock 2012;38: 4-10.

26. Reardon DP, DeGrado JR, Anger KE, Szumita PM. Early vasopressin reduces incidence of new onset arrhythmias. J Crit Care 2014;29:482-5.

25. Walkey AJ, Evans SR, Winter MR, Benjamin EJ. Practice Patterns and Outcomes of Treatments for Atrial Fibrillation During Sepsis: A Propensity-Matched Cohort Study. Chest 2016;149:74-83.

26. Morelli A, Singer M, Ranieri VM, D'Egidio A, Mascia L, Orecchioni A, Piscioneri F, Guarracino F, Greco E, Peruzzi M, Biondi-Zoccai G, Frati G, Romano SM. Heart rate reduction with esmolol is associated with improved arterial elastance in patients with septic shock: a prospective observational study. Intensive Care Med 2016;42: 1528-1534.

27. Morelli A, Ertmer C, Westphal M, Rehberg S, Kampmeier T, Ligges S, Orecchioni A, D'Egidio A, D'Ippoliti F, Raffone C, Venditti M, Guarracino F, Girardis M, Tritapepe L, Pietropaoli P, Mebazaa A, Singer M. Effect of heart rate control with esmolol on hemodynamic and clinical outcomes in patients with septic shock: a randomized clinical trial. JAMA 2013;310:1683-91.

28. Okajima M, Takamura M, Taniguchi T. Landiolol, an ultra-short-acting β1-blocker, is useful for managing supraventricular tachyarrhythmias in sepsis. World J Crit Care Med 2015;4:251-7.

29. Khanna A, English SW, Wang XS, Ham K, Tumlin J, Szerlip H, Busse LW, Altaweel L, Albertson TE, Mackey C, McCurdy MT, Boldt DW, Chock S, Young PJ, Krell K, Wunderink RG, Ostermann M, Murugan R, Gong MN, Panwar R, Hästbacka J, Favory R, Venkatesh B, Thompson BT, Bellomo R, Jensen J, Kroll S, Chawla LS, Tidmarsh GF, Deane AM; ATHOS-3 Investigators. Angiotensin II for the Treatment of Vasodilatory Shock. N Engl J Med 2017;377:419-430.

30. Evans A, McCurdy MT, Weiner M, Zaku B, Chow JH. Use of Angiotensin II for Post Cardiopulmonary Bypass Vasoplegic Syndrome. Ann Thorac Surg 2019;108:e5-e7.

Zusammenfassung und Fazit

6. Zusammenfassung und Fazit

Liebe Leser,

hinter Ihnen liegt, so Sie diese Monographie vollständig durchgearbeitet haben, sicher keine einfache Lektüre. Aber auch Teilaspekte dieser Thematik – sei es das hochkomplexe Feld der Sepsis und des septischen Schocks, die disseminierte intravasale Koagulopathie oder die Vasoplegie – sind für sich genommen jeweils schon anspruchsvoll genug. Doch der Akut- und Intensivmediziner kann sich nicht aussuchen, wovon sein Patient in der konkreten Situation betroffen ist. Und zum Nachlesen bleibt in den allermeisten Situationen auch keine Zeit, zumindest in der Akutphase nicht. Je umfassender er sich mit all den Themen dieses Bandes auskennt und diese in die Praxis umzusetzen vermag, umso effektiver und wirkungsvoller wird er diesen wahrhaft übermächtigen Herausforderungen begegnen können.

Wie in Kapitel 4.3. ausgeführt, haben wir uns bei der Einteilung der Schockformen an der von Standl et al. 2018 vorgeschlagenen orientiert und somit primär nur noch die vier Hauptgruppen

- hypovolämischer Schock
- distributiver Schock
- kardiogener Schock und
- obstruktiver Schock

berücksichtigt, die seiner Arbeitsgruppe nicht nur aus didaktischen Gründen, sondern insbesondere auch im Hinblick auf die unterschiedlichen therapeutischen Maßnahmen bei den verschiedenen Schockformen als sinnvoll erschien. Die Zukunft wird zeigen, ob diese neue Einteilung für das therapeutische Management von Schockzuständen unterschiedlicher Ursachenkomplexe und Pathophysiologien und speziell für die Prognose unserer Patienten mess- und zählbare Fortschritte erbringt.

Das in Kapitel 5. dargelegte Konzept der Dekatecholaminisierung ist im Umfeld der Thematik dieses Lehrbuches sicher eines der interessantesten Forschungsgebiete beim Umgang mit Vasoplegie und therapieresistenter Hypotonie. Mit den hier bereits zur Verfügung stehenden und auch angewendeten Wirkstoffen ist zweifelsohne ein neues Tor der Akut- und Intensivtherapie bei Schockzuständen aufgestoßen worden, was einem gewissen Paradigmenwechsel gleichkommt. Es dürften in diesem Kontext viele neue und spannende Erkenntnisse auf uns zukommen, wie und auf welchem Level sich das Zusammenspiel von therapeutisch verabreichten Katecholaminen und additiv und/oder alternativ applizierten Substanzen austarieren wird.

Abkürzungsverzeichnis

7. Abkürzungsverzeichnis

Abkürzung	Bedeutung
ACE	Angiotensin-Converting-Enzym
ACh	Acetylcholin
ACS	Akutes Koronarsyndrom
ADH	Antidiuretisches Hormon
ADP	Adenosindiphosphat
AMI	Akuter Myokardinfarkt
AMP	Adenosinmonophosphat
ANS	Autonomes Nervensystem
ARDS	*Acute Respiratory Distress Syndrome*
AT	Angiotensin
ATP	Adenosintriphosphat
cAMP	Cyclisches Adenosinmonophosphat
CARS	Kompensatorisches antiinflammatorisches Response-Syndrome
CI	1. *Cardiac Index* 2. Konfidenzintervall
CK	Creatin-Kinase
CK-MB	Creatin-Kinase vom Myokardtyp
CO_2	Kohlen(stoff)dioxid
DIC	Disseminierte intravasale Koagulopathie/Gerinnung
EDV	Enddiastolisches Volumen
FSM	Frank-Starling-Mechanismus
HF	Herzfrequenz
HI	Herzindex
HMV	Herzminutenvolumen
HPV	Hypoxische pulmonale Vasokonstriktion
HR	*Hazard ratio*
HRV	Herzfrequenzvariabilität
HZV	Herzzeitvolumen
ICU	*Intensive Care Unit*
L	Lactat
LV	Linksventrikulär
MAD	Mittlerer arterieller Blutdruck
MB	Methylenblau
MODS	*Multi organ dysfunction syndrome*, Multiorganversagen
NO	Stick(stoffmon)oxid
O_2	Sauerstoff
OR	Odds-Ratio
PASMC	*Pulmonary artery smooth muscle cells*
PCWP	*Pulmonary capillary wedge pressure*, pulmonalkapillärer Druck
PEEP	Positiver endexspiratorischer Druck
PKA	Proteinkinase A
PVR	Pulmonalvaskulärer Widerstand
qSOFA	*Quick Sequential Organ Failure Assessment*
RAAS	Renin-Angiotensin-Aldosteron-System
RR	Blutdruck
RR_{diast}	Diastolischer Blutdruck
RR_{syst}	Systolischer Blutdruck
RV	Rechtsventrikulär
SIRS	Systemisches inflammatorisches Response-Syndrom
SOFA	*Sequential Organ Failure Assessment*
SV	Herzschlagvolumen
SVR	Systemic vascular resistance
TEE	Transösophageale Echokardiographie
TPR	*Total peripheral resistance*
TTE	Transthorakale Echokardiographie
VNS	Vegetatives Nervensystem
VSMC	*Vascular smooth muscle cells*
ZNS	Zentrales Nervensystem
ZVD	Zentraler Venendruck

Tab. 7.1: Auswahl wichtiger im Buch verwendeter Abkürzungen. Weitere Abkürzungen sind entweder direkt in deren Umfeld oder in Tabellen- und Abbildungslegenden erklärt.

Index

Index

A

B

C

D

E

F

G

H

T

V

W

Z